Monthly Book *Derma.*

編集企画にあたって…

JN218926

あなたはプロですか，と誰かに聞かれたら，どう答えますか？皮膚科専門医であれば皮膚科のプロである気もしますが，そもそもプロフェッショナルであるとはどういうことでしょうか．NHKの『プロフェッショナル 仕事の流儀』という番組のなかで，ある獣医師がプロフェッショナルとは何か，という質問に対して，「自分の境界線を広げていくことである」と答えていました．それぞれにとってのプロフェッショナルは同じではないとは思いますが，私はその獣医師の想いに強く共感します．もちろん，1つの疾患に特化して追求することもすばらしいと思いますが，多くの治療法を身につけていくこともまたすばらしいことだと思います．

2022，2023 年と 2 回にわたり，日本皮膚科学会総会において国立がん研究センター中央病院の山﨑直也先生と，皮膚外科手術に関する教育講演をオーガナイズしました．1 人でも多くの若手皮膚科医が皮膚外科手術に興味を持ち，自分で手術が出来る対象疾患を広げることが出来ればと思い企画を練りました．その教育講演では皮膚外科手術のエキスパート 8 人にすばらしい講演をしていただいたので，せっかくの講演をなんとか記録に残せないかと思っていたところ，Monthly Book Derma. において皮膚外科特集に関する編集をする機会をいただきました．本特集ではそれらの 8 講演に加えて，教育講演では扱えなかった局所麻酔に関しての執筆を伊藤周作先生に，皮膚外科のこれまでとこれからに関しての執筆を，長年にわたり日本の皮膚外科を牽引してこられた山﨑直也先生にお願いしました．2022 年の教育講演では，明日から出来る皮膚外科手術として，皮膚外科手術で用いる器具や，皮膚良性腫瘍および悪性腫瘍に対する手術の一般的な考え方や方法などを講演していただき，2023 年の教育講演では，もう一歩先の皮膚外科手術として，部位別の tips を講演していただきました．

私は，膠原病診療をしながら皮膚外科手術をするという比較的稀な皮膚科医ですが，皮膚科の魅力の 1 つは対象とする疾患が多彩であり，内科的治療も外科的治療も行える点であると思っています．皮膚科医全員が皮膚悪性腫瘍に対する外科的治療が出来る必要はないとは思います．しかし，私見ではありますが，皮膚腫瘍を診断し治療方針を目の前の患者さんとともに考える際，自分で皮膚外科手術が出来て多くの経験があるほうが，より適切な治療方針の提案が出来るのではないかと思っています．

皮膚外科に関する書籍がいくつか出版されてはいますが，ボリュームがあるため通読するのはなかなか気合いが必要であり，その都度部分的に読んで手術の参考にする，という使い方が多いのではないかと思います．しかし，Monthly Book Derma. では 10 本の原稿があるだけであり，1 日あれば十分に通読が可能です．このまま最初から最後まで通読すれば，あなたの皮膚外科手術は一歩成長すること間違いなしです．

本特集により，皆さんの皮膚外科手術の境界線が少しでも広がり，プロフェッショナルに一歩でも近づける手助けとなれば幸いです．

最後になりますが，ご多忙中にもかかわらず執筆していただいた執筆者の先生方には，大変感謝しています．この場を借りて厚くお礼申し上げます．

2025 年 1 月

藤本徳毅

KEY WORDS INDEX

WRITERS FILE
ライターズファイル
（50 音順）

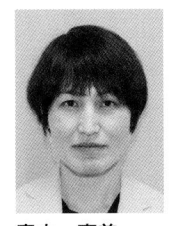

青木　恵美
（あおき　めぐみ）

2001年	愛媛大学卒業
	同大学附属病院形成外科入局
2002年	松山市民病院形成外科
2004年	愛媛大学附属病院形成外科，医員
2007年	宮本形成外科
2012年	鹿児島大学病院皮膚科，医員
2015年	鹿児島医療センター皮膚腫瘍科
2017年	同，医長

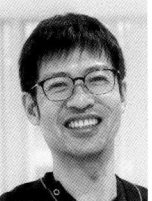

伊藤　周作
（いとう　しゅうさく）

1998年	筑波大学医学専門学群卒業
	同大学附属病院皮膚科，レジデント
1999年	（株）日立製作所日立総合病院皮膚科，研修医
2000年	筑波大学附属病院皮膚科，レジデント
2001年	白十字総合病院皮膚科，医員
2002年	虎の門病院皮膚科，研修医
2005年	筑波大学附属病院，レジデント
	同大学皮膚科，助手
2007年	（株）日立製作所日立総合病院皮膚科，主任医長

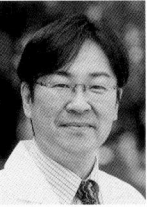

髙橋　聡
（たかはし　あきら）

1998年	福岡大学卒業
	同大学皮膚科入局
2001年	同，助手
2002年	国立がんセンター中央病院皮膚科，レジデント
2005年	福岡大学皮膚科，助手
2006年	同，講師
2010年	福岡県済生会二日市病院皮膚科，部長
2013年	国立がん研究センター中央病院皮膚腫瘍科，医員
2015年	同，医長
2022年	国立がん研究センター東病院皮膚腫瘍科，科長

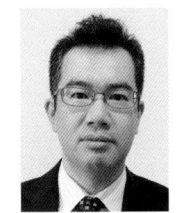

飯野　志郎
（いいの　しろう）

2002年	福井大学卒業
2003年	同大学医学部皮膚科，医員（研修医）
2005年	福井済生会病院皮膚科，副医長
2006年	同大学医学部皮膚科，助手
2007年	福井社会保険病院皮膚科，医員
2010年	同，医長
2012年	福井大学医学部皮膚科，助教
2017年	同，講師
2022年	福井大学医学部医学系研究科博士課程修了

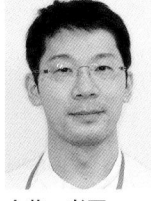

大芦　孝平
（おおあし　こうへい）

2003年	北海道大学卒業
	同大学形成外科
	北海道内の関連病院勤務
2012年	北海道大学医学研究科医学専攻博士課程修了
	国立がん研究センター中央病院皮膚腫瘍科，レジデント
2015年	埼玉県立がんセンター皮膚科

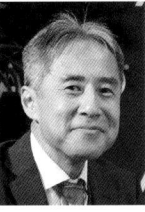

中村　泰大
（なかむら　やすひろ）

1997年	筑波大学卒業
	同大学附属病院皮膚科，研修医
1998年	日立製作所多賀総合病院皮膚科，医員
1999年	虎の門病院皮膚科，後期専修医
2002年	筑波大学附属病院皮膚科，医員
2007年	同大学大学院博士課程修了
2007年	同大学皮膚科，講師
2013年	埼玉医科大学国際医療センター皮膚腫瘍科・皮膚科，准教授
2017年	独国 University of Duisburg-Essen 留学
2018年	埼玉医科大学国際医療センター皮膚腫瘍科・皮膚科，教授

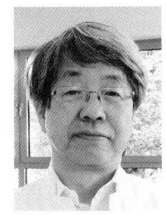

爲政　大幾
（いせい　たいき）

1983年	関西医科大学卒業
	同大学皮膚科，医員
1987〜90年	ドイツ連邦共和国キール大学，客員研究員
1990年	関西医科大学皮膚科，助手
1997年	同，講師
2006年	同，枚方病院皮膚科，診療副部長
2007年	同大学皮膚科，助教授（その後，職名変更により准教授）
2014年	大阪医療センター皮膚科，科長
2016年	大阪府立成人病センター腫瘍皮膚科，主任部長
2017年	大阪国際がんセンター腫瘍皮膚科，主任部長
2023年	医誠会病院皮膚科，主任部長
	医誠会国際総合病院皮膚科，主任部長
2024年	同院，副院長（兼任）

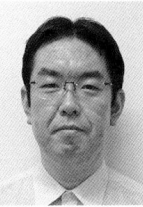

加藤　威
（かとう　たけし）

2002年	滋賀医科大学卒業
	同大学皮膚科入局
2004年	彦根市立病院皮膚科
2006年	滋賀医科大学皮膚科，医員
2007年	同，助教
2014年	同大学大学院修了
	同大学皮膚科，講師
2022年	同，准教授
2023年	かとう皮フ科クリニック，院長

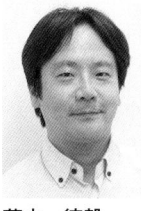

藤本　徳毅
（ふじもと　のりき）

1998年	滋賀医科大学卒業
	同大学医学部附属病院，医員（研修医）
2004年	同大学大学院医学系研究科，修了
	同大学皮膚科，助手
2007年	同，助教
2011年	同，講師
2017年	同，准教授
2019年	ETH Zurich, Institute of Pharmaceutical Sciences 研究員（Michael Detmar 教授）
2020年	滋賀医科大学皮膚科，教授
2023年	倫理審査委員会委員長

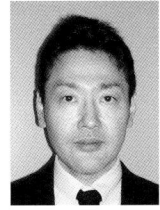

須山　孝雪
（すやま　たかゆき）

1995年	新潟大学卒業
	同大学皮膚科入局
2001年	同大学大学院修了
	新潟県立がんセンター新潟病院皮膚科，医長
2002年	新潟大学皮膚科，医員（同院形成外科研修）
2003年	同大学皮膚科，助手
2007年	新潟県立吉田病院皮膚科，医長
2009年	埼玉医科大学国際医療センター皮膚科，助教
2010年	同，講師
2013年	静岡県立がんセンター皮膚科，チーフレジデント（同院頭頸部外科研修）
2014年	埼玉医科大学総合医療センター皮膚科，講師
2016年	獨協医科大学埼玉医療センター皮膚科，准教授（埼玉医科大学総合医療センター，非常勤講師）

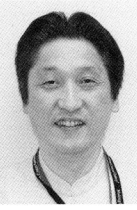

山﨑　直也
（やまざき　なおや）

1985年	岐阜大学卒業
	同大学皮膚科入局
1987年	国立がんセンター，第19期レジデント
1990年	同，第1期がん専門修練医
1992年	同センター中央病院皮膚科，医員
2003年	同病院遺伝子免疫療法室，医長
2005年	同病院皮膚科，医長
2010年	国立がん研究センター中央病院皮膚腫瘍科，科長

INDEX

Monthly Book ***Derma.*** No. 357／2025.2 ◆目次

皮膚外科 Basic & Advance

◆編集企画／滋賀医科大学教授　藤本　徳毅　　◆編集主幹／大山　学　佐伯　秀久

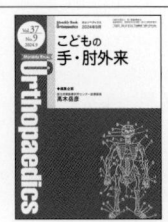
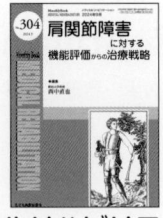
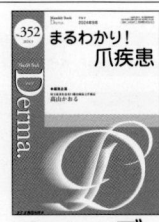
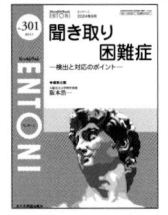
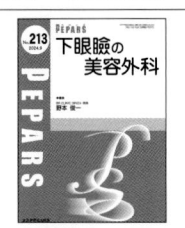
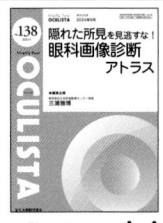
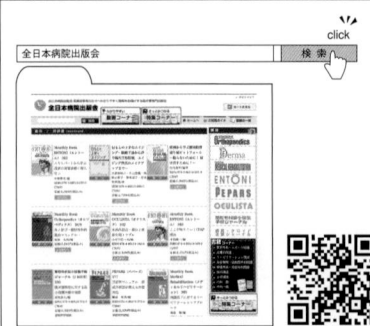

MB Derma, 357：1-6, 2025.

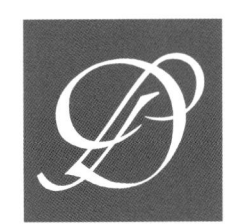

◆特集／皮膚外科 Basic & Advance
皮膚外科手術の基本中の基本

加藤　威*

Key words：皮膚外科手術(skin surgery)，インフォームド・コンセント(informed consent)，手術器械(surgical instruments)，タイムアウト(timeout)

Abstract　皮膚外科手術は，皮膚科医が習得すべき重要な診療技術の１つである．その技術は術中の手技だけではなく，術前・術後の診療も含まれており，それらすべてを行うことができて初めて一人前の執刀医といえる．術前では，診断や患者の全身状態の把握，またそれらの情報を元にした術式や麻酔方法の選択，患者へのインフォームド・コンセントなどが含まれる．実際の手術にあたっては，医療過誤防止の対策や，術後感染予防のための抗菌薬投与も重要である．術後には悪性腫瘍の経過観察以外にも，術創を綺麗に治すためのテーピング指導が必要となる．本稿では，皮膚外科手術を行う際に必要となる，手術前後を含めた一連の業務に関して述べる．

はじめに

本稿で記載するのは，皮膚外科手術の基本中の基本のものであり，本来であれば初期研修中に十分得られる知識を含めているが，教育環境によっては体系的な知識を得られなかったり，当たり前過ぎておざなりになっていたりすることがあるため，あえて基礎的なことから記載している．まったく知識がない状態から手術をできるようにするための初歩的な内容ではあるが，指導医から教えられたことをそのまま惰性で行っているだけでは，いざ自分が責任ある立場になった際に対応できないことも多いので，自身の知っていることと照らし合わせて確認いただきたい．

手術までの流れ

初診から手術に至るまでの経過について述べる．まず，術前に診断をすることから始める．臨床所見のみで診断ができなければ，画像評価や生検を行い，診断をつけてから手術に臨むことが望ましい．次に，術前検査や全身状態の評価，必要に応じて他科へのコンサルトを行う．使用中の薬剤に関しても確認が必要であり，抗凝固薬や抗血小板薬，糖尿病治療薬，血栓のリスクとなる女性ホルモン剤，創傷治癒遅延を引き起こす分子標的薬など手術のリスクとなり得る薬剤には特に注意すべきである．

これらの結果と診断を合わせて術式や麻酔の検討を行うこととなる．麻酔には全身麻酔と局所麻酔があり，局所麻酔のなかに表面麻酔・浸潤麻酔・伝達麻酔・硬膜外ブロック・脊椎麻酔が含まれる．どの麻酔を選ぶかについてはっきりとした基準はなく，症例ごとに選択することとなる．選択に際して考慮する内容としては，患者の年齢，手術部位・範囲，手術時間，出血傾向，患者の希望が挙げられる[1]．

その他，診断や術前検査，全身状態から手術の適応の有無を判断することや，患者本人から同意を得ることも必要である．手術の適応がないと判断される，もしくは本人の同意が得られない場合にはほかの治療法や経過観察をしていくこととなる．

* Takeshi KATO，〒520-2192 大津市瀬田月輪町　滋賀医科大学医学部皮膚科学講座，非常勤講師/かとう皮フ科クリニック，院長

実際の診療では，診断ができていない症例では診断の段階で1回受診，次に術前検査の段階でもう1回受診してもらうこととなる．近年では，病院機能評価機構の指導もあり，術前検査のあと，手術をするまでの間にもう1度受診してもらい，術前検査の結果をもとに手術の説明ならびに同意書の取得を行うことが多い．これは術前検査の結果に応じて同意書に記載すべき手術のリスクが変わるからであり，また同意書を取得してから手術をするまでの間に，患者に手術を受けるかどうかを考える時間を十分与えるべきだという考えが元となっている．リスクが高い，難易度の高い手術であればあるほど上記のように十分な検査，検討を重ねて手術に臨むことが望ましい．もちろん非常にリスクの少ない手術であれば，受診当日に同意書を取得して手術を行ってもよいが，初心者であればあるほど慎重に事を運ぶほうがよいと考える．

同意書においては，現在の診断名と病状について，手術を選択する理由，ほかの治療法や手術をしなかった場合，セカンドオピニオンの希望に応じること，実際の手術の詳細，期待される効果，合併症とその頻度，説明を聞いたうえで同意しない権利があることを記載する．また，画一的な内容だけではなく，個別の症例に応じた記載として，例えば糖尿病や抗凝固剤を服用しているといった既往症に伴うリスクや，手術部位に応じたリスクなどに関しても記載しておくことが望ましい．また当院では，患者から，「そのような話は聞いていない」とか，「よくわからなかった」と術後に言われてトラブルになることを避けるため，それぞれの項目に関して「よくわかった」，「もう少し説明してほしい」のいずれかをチェックボックスに記載させるようにしている．実際の運用では，全項目が「よくわかった」になっていなければ手術をしてはならないことにしており，同意書を取得する段階で十分な説明をすることを必須としている．

同意書を誰が説明するかについては色々な意見があり，外来・入院診療ともに主治医・担当医制を運用している当院では，医師への信頼感に基づく属人的な診療が多いと感じられるため，執刀医自身が手術に関して説明して同意書を取得している．これは，当院が大学病院という医師教育機関のため常に新人医師がいることが一因であり，十分な診療レベルを保持した医師たちからなる病院であれば，チーム医療の一環として執刀医とは別の医師が同意書を取得してもよいだろう．

最後に，術前のデザイン・マーキングについて記載をする．マーキングの際には，左右間違いなどを含めた医療ミス対策として必ず患者に確認をしながらマーキングをする．また，仰臥位と立位で皮膚のシワの向きが変わることも多いので，ベッドで寝た状態よりも，自然な体位である立位や座位でデザインするほうがよい[2]．入院患者の場合，手術前日，当日朝，執刀直前の消毒前，以上の計3回デザインを行うと，落ち着いた状況で時間をかけてデザインすることができ，検討の機会も増えるため，より洗練されたデザインをすることができる．最後に，術前のデザインを必ず写真で記録して手術に臨む．皮弁のデザインをどうするかなど初心者は困ることが多いが，このような写真を蓄積することで，どのような場所の手術ではどのようにデザインをしたらよかったのかの参考にすることができる．

手術の器具

当院で用いている最低限の手術セットを**図1**に示す．写真右よりタオル鉗子，モスキートペアン，アドソン鑷子(有鉤・無鉤)，クーパー剪刀，形成剪刀，持針器，ならびに写真上の吸引先端を使用しており，これにメスやバイポーラが追加となる．

メス刃は，通常10番，11番，15番を使用する．10番・15番は先端が丸い円刃で，刃の腹で切る構造になっており，切開方向や深さの安定性に優れている．小手術では小さな円刃である15番が細かい操作をする際に最も使いやすく，それより大きい10番は体幹などの大きな病変の切除に使用す

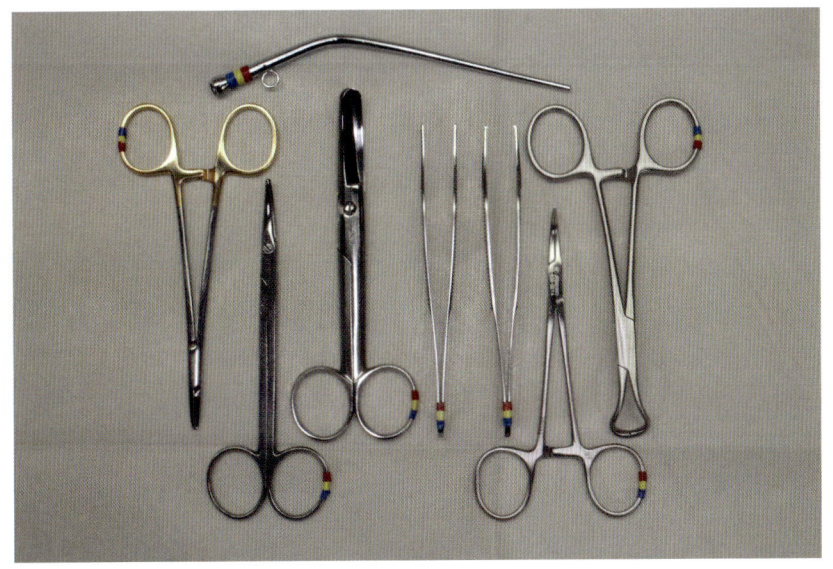

図 1. 当院で用いている最低限の手術セット
写真右よりタオル鉗子，モスキートペアン，アドソン鑷子（有鉤・無鉤），クーパー剪刀，形成剪刀，持針器，ならびに写真上の吸引先端

る．11 番は先端が鋭い尖刃で，刃の先で切る構造になっており，非常に細かい部分の切除に使用するが，切開が深くなりやすいので注意が必要である．なお，この替刃式メスは米国で M. Parker が1915 年に特許を取ったものであり，その際のナンバリングが現在も採用されている．1～9番まではメスホルダーに振り分けられており，通常は 3 番のメスホルダーを使用する．また，メスの持ち方は鉛筆と同様のペンホールドが良く，テーブルナイフと同じ持ち方は細かい手術には向かない．

　剪刀については，一般に曲剪刀を使用する．クーパー剪刀は硬めの組織や糸を切る際に使用するものであり，刃先に丸みがあるのが特徴である．実際の手術の際には，糸やドレーンチューブなど様々なものを切る際にも用いられている．メッツェンバウム剪刀は繊細な操作をする際に使用するもので，先端が細いのが特徴である．皮膚科の手術で好んで使われる形成剪刀は，メッツェンバウム剪刀より先端が細く薄く，刃が若干短くなったもので，剥離の際に組織を刺すことがないようになっており，当院では最もよく使われている．眼科剪刀は，先が非常に細く尖っており，真皮縫合の結紮を短く切るときや抜糸の際に用いら

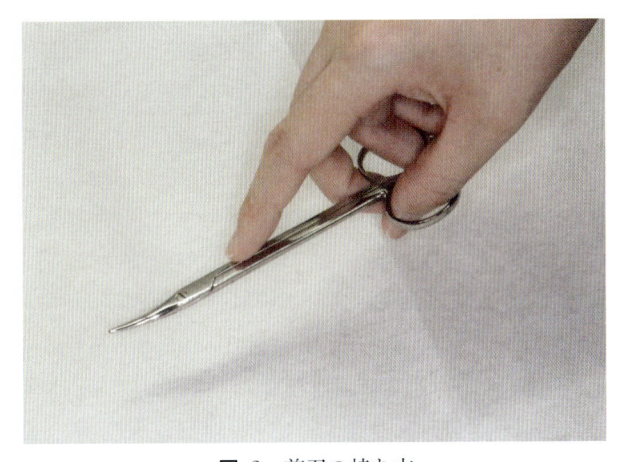

図 2. 剪刀の持ち方
3 点で把持するほうが，先端が安定して細かい作業をしやすい．これはペアンなどを含め，ほかの器械を持つ際も同様である．

れている．なお，剪刀は**図 2**のように母指と環指をリングに入れ，示指を柄に添えて持つ．カメラの三脚と同様に，3 点で把持するほうが，先端が安定して細かい作業をしやすい．これはペアンなどを含め，ほかの器械を持つ際も同様である．

　鑷子類は，当院で使用しているのは上記でも挙げた無鉤・有鉤のアドソン鑷子のほか，先端がフック状になった冨士森式フックピンセットを使用している．組織を把持する際には，先端が面になっている鑷子を用いると組織が挫滅して瘢痕に

なるため，フックピンセットを使用するほうが，atraumatic であり傷跡が残りにくい．ただし，粘膜部位においては，無鉤鑷子で軽く把持するほうが，より愛護的である．鑷子類の持ち方もメスと同様にペンホールドである．

　持針器については，細かい縫合をするため，ヘガール持針器を使用している．先端に滑り止めのダイヤモンドチップが付いているもののほうが使いやすい．剪刀と同様に持ち手にリングが付いているため，そこに指を通して持ちたくなるが，実際の縫合の際には縦に握り込んで持つパルムグリップのほうが縫合しやすい．

　縫合に際しては針付き縫合針を使うことが多く，当院では真皮縫合には Johnson & Johnson 社の PDS® II（モノフィラメント吸収糸）の強彎針・逆三角針を使用しており，顔面では 4-0/5-0，四肢体幹では 3-0〜5-0 を使っている．また，表皮縫合には同社の ETHILON®（モノフィラメント非吸収糸）の弱彎針・逆三角針を使用しており，顔面では 5-0/6-0，四肢体幹では 4-0/5-0 を使っている．また針の長さは，4-0 であれば 16〜24 mm，5-0 なら 13〜20 mm，6-0 は 8〜11 mm としている．なお，ここでいう強彎・弱彎は針の円周に占める割合を示しており，強彎は円周の 1/2，弱彎は円周の 3/8 となっている．また，逆三角針は針の断面が円弧の外側を頂点とした三角形になっていることを示しており，粘膜部では粘膜の断裂を避けるため丸針を用いることもあるが，硬い組織である皮膚では切れ味の良い逆三角針を用いる．なお，ここで挙げている PDS® II，ETHILON® はほかの縫合針と比較すると比較的高価なものとなるが，針の切れ味が良く非常に縫合しやすい．「弘法筆を選ばず」という言葉もあるが，誰もが弘法ほど優れているわけではないので，病院の事情が許せば良いものを使うほうが望ましい．

　鉗子は，組織を把持したり，剝離したりする際に使用するものであり，先端に鉤がないものがペアン，あるものがコッヘルとなる．先端を閉じていると一見見分けがつかないが，持ち手付近に溝

がついているものがペアンである．当院では，剝離の際に medicon 社の Jacobson 止血鉗子（型番 16.41.88）を頻用しており，モスキートペアンよりも先端が細く，細かい剝離がしやすいので非常に重宝している．

　その他の器械としては，手術内容に応じてドラム式デルマトーム，ガス圧式もしくは電動式デルマトーム，メッシュデルマトームなど植皮用の器械類，モノポーラ（ニードル電極），スキンフック，筋鉤，ターニケット，ギプスシーネなど，様々なものを用いているが，この場では名前を挙げるのみに留める．

　最後に手術用手袋について述べる．近年では，術野の汚染防止ならびに術者の感染防止のため，二重手袋が推奨されている[3]．しかし，通常の手袋を単純に 2 枚重ねようとしても滑りが悪く装着しづらいので，二重装着専用手袋を使用するほうがよい．当院では，Cardinal Health 社の Protexis PI BLUE NEU-THERA をアンダーグローブとして，同社の Protexis PI MICRO をオーバーグローブとして使用している．アンダーグローブには色がついており，破れた際にすぐに気づくことができるようになっている．手袋を二重にすると指先の感覚が鈍くなるので最初は違和感が強いが，続けていれば慣れてくる．また，アンダーグローブを 1 サイズ大きくすると，指先のフィット感が増し，違和感が軽減されるといわれている．

実際の手術の流れ

　大半の病院で既に導入されているかと思われるが，手術に際しては医療過誤防止のためのタイムアウトを必ず行う[3]．当院では，入室時，麻酔前，執刀直前，閉創時，退室前のタイミングで，関係者が全員手を止めて，皆で間違いがないか確認するようにしている．内容としては術前には患者の氏名，病名・術式・手術部位，アレルギーの有無，患者に関する問題点の有無などを確認し，閉創時以降は器具類・ガーゼ・針・診療材料のカウント（体内への遺残防止），切除標本があれば氏名ラベ

ルを貼ったか，患者の氏名，患者状態の問題の有無などを確認する．確認漏れがないよう，専用の確認用紙を用いて行うことが望ましい．

また，執刀の前には術後感染予防のために予防抗菌薬の点滴投与を行う．詳細は「術後感染予防抗菌薬適正使用のための実践ガイドライン」[4]を参考にしていただきたいが，通常は皮膚常在菌である黄色ブドウ球菌，連鎖球菌をターゲットとして，CEZ，SBT/ABPC（βラクタム薬アレルギーがある場合にはCLDM，VCM）を選択する．手術部位より常在細菌以外の細菌が検出されている症例では，その細菌に活性を有する抗菌薬を選択する．当院では，肛門周囲など臀部の手術の場合は，大腸菌への対策も考慮し下部消化管手術と同様にCMZ を使用している．投与のタイミングについては，手術開始時点で十分な血中濃度に達するように，執刀の1時間前以内に投与を開始すべきとされている．当院では術前の手洗いに行くのと同時に点滴を行っている．なお，手術部位よりMRSA の検出がありVCM を使用する場合には，急速な投与に伴うレッドマン症候群を避けるため，執刀開始前2時間以内に開始し，1時間以上かけて投与している．術後を含めた抗菌薬の投与期間は通常24時間であり，点滴もしくは内服により投与しているが，感染のリスクが高い症例，免疫抑制剤を使用している症例や糖尿病の既往がある症例では，必要に応じて投与期間を延長している．

執刀前には麻酔が必要となるが，この場では皮膚科手術で最も用いられる頻度が高いと思われる局所浸潤麻酔について述べる．禁忌部位でない限り，通常は，0.5％もしくは1％E（エピネフリン）入りキシロカイン®が使われる．普段の診療においても皮膚生検の際など日常的に行われている手技であり，手術の際にも特に意識せず行っていることが多いと思われるが，工夫次第で麻酔時の疼痛を軽減できることは知っておいて損はない．具体的には，麻酔薬に緩衝液（重曹）を加えて中性に近づける，麻酔薬を人肌に温める，皮膚をつまん

だり振動を与えながら注射する，真皮内ではなく皮下に麻酔薬を注入するなどの方法がある[5]．

実際の各種手術手技については，実臨床で指導医から教わることが多いと思われるが，近年ではWeb 上で参考になる動画が多く見つかる．紙面ではわかりにくい内容でも動画であればわかりやすいことが多いため，是非活用いただきたい．

術後の経過観察

術後，通常は1週間前後で抜糸を行う．真皮縫合を行わない手掌・足底は創が離開しないよう，2週間以降に抜糸を行う．抜糸後はテープ固定を1～3か月行う[6]．これをしっかりと行うかどうかで傷の治り方は大きく変わるため，当院では患者に説明用紙を手渡したうえで十分な説明を行うようにしている（図3）．固定に使うテープは，3M 社のマイクロポア スキントーン サージカルテープがよい．

抜糸後に関して，悪性腫瘍の術後は当然経過観察が必要となるが，良性腫瘍の手術やその他の手術であっても傷が落ち着く術後3か月頃に再診してもらい，傷の経過を確認するほうがよい．なぜならば，術直後に綺麗な仕上がりになっていたとしても，数か月後に目立つ術痕になっていることもあり，自分が行った手術が良かったのか悪かったのか確認をすることが，上達のためには必須だからである．

最後に

皮膚外科の分野は，意図的に勉強しようと思わない限り，指導医から教わったことを何となくしているような，耳学問をしている医師も多いのではないかと思われる．指導医のもとで経験を積むのも重要だが，執刀中のミニレクチャーのみですべてを伝えられるわけでもない．近年，良い教科書も多く出版されるようになってきており，今後手術の腕を上げたいと思う者は是非腰を据えて学んでいっていただきたいと思う．

抜糸後のテープ固定について

　キズはもう付いていますが、完全ではありません。今の状態は"工作"にたとえれば、まだのりが生乾きの状態と同じです。この時期にいろいろな力が加わると、工作物がゆがんでしまいます。

　ですからキズをきれいに直すために、体の"のり"が乾くまで（1〜3か月間）、テープ固定をしておきます。

1.テープの貼り方

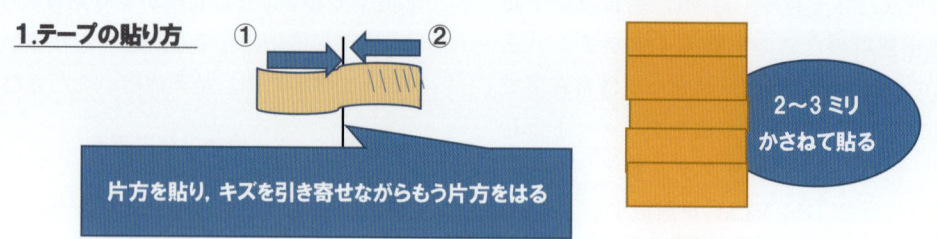

片方を貼り，キズを引き寄せながらもう片方をはる

2〜3ミリ
かさねて貼る

　貼ってすぐはがれそうでたよりないようですが、しばらくするとしっかりしてきます。

2.テープのはがし方

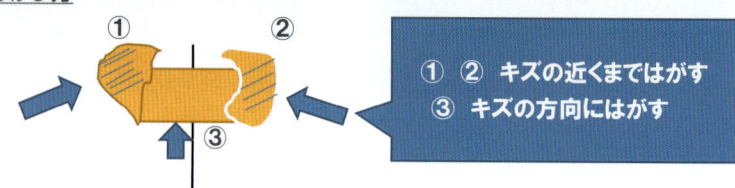

①　②　キズの近くまではがす
③　キズの方向にはがす

　テープが密着してはがれにくいときは、お風呂でぬらしながらそっとはがしてください。

3.テープの交換

　週に1〜2回を目安に交換しますが、はがれた時、汚れた時は貼り換えてください。あまり頻回に交換すると、かぶれを起こしたりすることがあります。

4.入浴、洗顔

　テープを貼ったまま静かに入浴、洗顔してもかまいません。その後、テープの上からタオルで軽く押さえるようにして、水気を拭き取っておきましょう。

5.テープかぶれの激しいとき

　かぶれたところを避けて貼りますが、テープ固定が不完全になるとキズあとが目立つことがありますので、なるべく早く医師にご相談ください。

6.テープ固定をやめる時期

　キズあとの赤みがなくなるまでを目安としますが、必ず医師の指示に従ってください。

図 3. 当院での患者への説明用紙（抜糸後のテープ固定について）

参考文献

1) 中川浩一：外科処置の基本 麻酔. 皮膚外科学（中川浩一ほか編）, 秀潤社, pp. 72-76, 2010.
2) 立花隆夫：【実践！皮膚外科症手術・皮弁術アトラス】切開の方向をどう選ぶか. *MB Derma*, **288**：15-19, 2019.
3) 日本手術医学会：手術医療の実践ガイドライン（改訂第三版）. 手術医学, **40**：S1-S196, 2019.
4) 日本化学療法学会/日本外科感染症学会：術後感染予防抗菌薬適正使用のための実践ガイドライン. 日外感染症会誌, **13**(2)：79-158, 2016.
5) 村上佳恵ほか：【皮膚科処置 基本の「キ」】局所麻酔のコツ. *MB Derma*, **311**：1-7, 2021.
6) 立花隆夫：表在性腫瘍の摘出. 皮膚科基本手技・小手術ハンドブック（立花隆夫編）, 中外医学社, pp. 27-43, 2009.

MB Derma, 357：7-16, 2025.

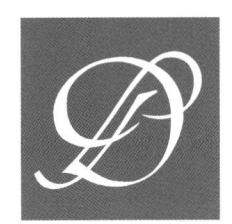

◆特集／皮膚外科 Basic & Advance

皮膚外科で用いる様々な局所麻酔と鎮静

伊藤周作[*]

Key words：局所麻酔(local anesthesia)，指ブロック(digital block)，超音波ガイド下末梢神経ブロック(ultrasound-guided nerve block)，大量低濃度局所浸潤麻酔(tumescent local anesthesia：TLA)，デクスメデトミジン塩酸塩(dexmedetomidine hydrochloride)

Abstract 局所麻酔(浸潤麻酔)や指ブロック(伝達麻酔)に使用する麻酔薬や，麻酔薬アレルギーが疑われる場合の検査や対処法，稀ではあるが局所麻酔薬中毒の症状やその対処法について述べる．従来，ランドマーク法で行われていた末梢神経ブロックも超音波機器の普及と性能向上により，超音波ガイド下で安全かつ効果的に行えるようになった．外側大腿皮神経ブロックによる大腿外側からの分層採皮や，坐骨神経＋大腿神経ブロック下での下腿のデブリドマンで特に有用である．超音波ガイドを利用して大型脂肪腫の局所麻酔を行う工夫や，広範囲の皮下に麻酔を効かせる大量低濃度局所浸潤麻酔(tumescent local anesthesia：TLA)も紹介する．局所麻酔下での術中に鎮静が必要な場合は，呼吸抑制の少ないデクスメデトミジン塩酸塩が使用しやすい．

局所麻酔薬と極量について

日常診療での局所麻酔(浸潤麻酔)はリドカイン(キシロカイン®)，特に術中の出血予防と麻酔延長効果のあるエピネフリン入りのリドカイン(以下，Eリドカイン)を使用することがほとんどである．本邦で浸潤麻酔に保険適用のあるほかの薬剤として，同じアミド型ではメピバカイン(カルボカイン®)，エステル型ではプロカイン(オムニカイン®)やテトラカイン(テトカイン®)がある．ブピバカイン(マーカイン®)は浸潤麻酔の適応がない．

Eリドカインの極量は，添付文書ではリドカインとして1回500 mg までとされ，1%Eリドカインで50 mL，0.5%Eリドカインで100 mL となる．Eなしのリドカイン単独では200 mg(0.5%リドカインで40 mL)までとされる．これは標準的な成人量であり，小児では体重換算で5 mg/kg(Eなしの0.5%リドカインで1 mL/kg)とされ[1]，E

リドカインに関して小児での明確な規定はないが，安全面からこの量を超えないほうがよい．小児の浸潤麻酔での処置は短時間なことが多く，より慎重に0.5%Eキシロカインを3倍希釈した0.16%Eリドカイン(30万倍エピネフリン入り)を使用しているところもある[2]．ほかの麻酔薬に関しての極量や特徴は，**表1**を参照していただきたい．

顔面や筋層内など血流の多い部位では麻酔薬の吸収が早く，血中濃度が上がりやすい．リドカインは主に肝臓で代謝され，小児や高齢者，妊婦など肝臓での代謝が十分でない患者や，心不全で肝血流量が低下している患者では血中濃度が上がりやすい．年齢や体重，麻酔部位などに応じて患者ごとに投与量を十分考慮する必要がある．麻酔薬注入直後はもちろん，術中も時々患者に声をかけ，血圧や血中酸素飽和度などバイタルサインをモニタリングするなどして注意を払う．

エピネフリンに対する禁忌として高血圧，動脈硬化，心不全，甲状腺機能亢進，糖尿病，ブチロフェノン系・フェノチアジン系などの抗精神病薬

* Shusaku ITO，〒317-0077 日立市城南町 2-1-1
日立総合病院皮膚科，主任医長

表 1. 局所麻酔薬の種類と特徴・極量

麻酔薬	効果発現速度	効果持続時間	極量(mg)
アミド型			
リドカイン(キシロカイン®)	速い	1〜2 時間	200 mg(E 入りは 500 mg)
メピバカイン(カルボカイン®)	遅い	2〜3 時間	500 mg
エステル型			
プロカイン(オムニカイン®)	速い	0.5〜1 時間	1,000 mg
テトラカイン(テトカイン®)	遅い	1〜3 時間	100 mg

の使用などが添付文書にあるが，リドカインに比べ投与量は通常少量であり，実際には患者ごとに判断し注意しながら使用していることが多い．E リドカインの投与量が多くなればエピネフリン投与量も増えることから，1%E リドカイン(10 万倍エピネフリン入り)や 2%E リドカイン(8 万倍エピネフリン入り)を生食で 2〜4 倍希釈するなどして，エピネフリン投与量を減らす工夫もある．指ブロックや指趾・耳の浸潤麻酔では，現在 E リドカインは禁忌ではないが，指趾は駆血できるので指ブロックは通常 E なしで行う．陰茎は現在も添付文書で E リドカインが禁忌となっているが，包皮や亀頭部での浸潤麻酔では問題なく使用されていることが多い．

局所麻酔薬アレルギーについて

リドカインアレルギーで使用できない場合に他剤を検討するが，他剤でも交叉反応の可能性があり術前にプリックテストや皮内反応検査で確認したほうがよい．局所麻酔アレルギーを申し出る患者は一定数いるが，緊張による迷走神経反射やエピネフリンによる動悸などを勘違いしていることも多く，実際にアレルギー反応を示す患者も，リドカインそのものではなく添加物(パラベン)に対するものが多い．疑わしければ，添加物のないアンプル製剤のキシロカイン単剤(エピネフリンなし)で 1/100，1/10，原液を順に用いてプリックテストや皮内反応検査を行い，陰性ならこれを使用するのも一法である．

局所麻酔薬中毒とその対処法

局所麻酔薬中毒は稀だが，その症状と基本的な対処法は知っておく必要がある．局所麻酔薬中毒の症状には，椎骨動脈や頸動脈など頭頸部動脈内への誤注入により麻酔薬投与直後〜数分以内に起きる即時型と，過量投与により組織からの移行に伴い血中濃度が上昇し，30 分程度経過してから起きる遅延型がある．初期症状として口や舌のしびれ，不穏や多弁，めまい，あくび，耳鳴，振戦などの中枢神経系症状があり，症状が進行すると痙攣，意識消失や最悪，呼吸停止する．心血管系症状として血圧低下，徐脈，心室頻拍や心室細動などの不整脈があり，通常は中枢神経系症状のあとにくる．進行すると最悪，心停止することがある．

中毒時の対処として，まずはモニター装着，酸素投与を行い麻酔科などの応援を呼びつつ静脈ルートがなければキープする．痙攣に対しては，ベンゾジアゼピン系抗痙攣薬であるジアゼパム(セルシン®)やミダゾラム(ドルミカム®)などを投与する．重度な低血圧や不整脈を伴う場合は，20%脂肪乳剤(イントラリポス®)の投与がゴールデンスタンダードとされ，標準的な成人体重 70 kg で 100 mL 静注(1.5 mL/kg)を症状に応じて 5 分おきに 3 回まで行う．その後も，循環が安定するまで最低 10 分間は 0.25 mL/kg/分で持続投与する．上限は 12 mL/kg(体重 70 kg で 840 mL)までとなる．重度な局所麻酔薬中毒を疑った時点で脂肪乳剤を積極的に投与すべきという意見もあり，特に局所麻酔中毒の心毒性はときに致死的であるため，脂肪乳剤の投与はためらわないほうがよい．日本麻酔科学会から，2017 年に「局所麻酔薬中毒への対応プラクティカルガイド」[3]が示されており参照されたい．**表 2** に対処法の具体的な手順を示す．

表 2. 局所麻酔薬中毒への対処

① 応援（麻酔科など）を呼び，モニター装着，酸素投与，ルートキープ

② 痙攣への対応
ベンゾジアゼピン系抗痙攣薬の投与．
ジアゼパム（セルシン®）10 mg/2 mL，原液のまま 1 mL（5 mg）をゆっくり静注．
収まるまで 1 mL（5 mg）ずつ追加し最大 20 mg まで．

③ **脂肪乳剤の投与（体重 70 kg）・・・局麻中毒を疑ったら積極的に投与を考慮**
イントラリポス® 20％100 mL（1.5 mL/kg）を 1 分かけて静注（50 mL シリンジを使用）．
循環の改善がなければ 5 分おきに 3 回まで可．
その後，安定するまで 17 mL/min（≒1,000 mL/hr・0.25 mL/kg/分）で
　最低 10 分間は持続投与（30 分間で約 500 mL）．
上限は 12 mL/kg（体重 70 kg で 840 mL）まで．
　　　　　　・・・心肺停止時は，心臓マッサージなどの心肺蘇生を開始

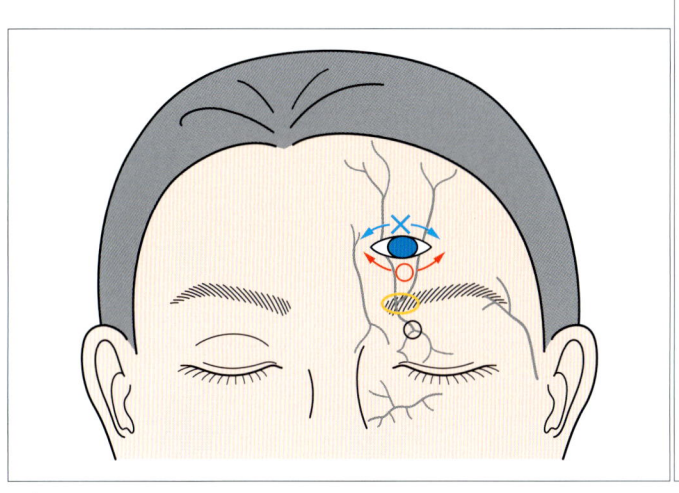
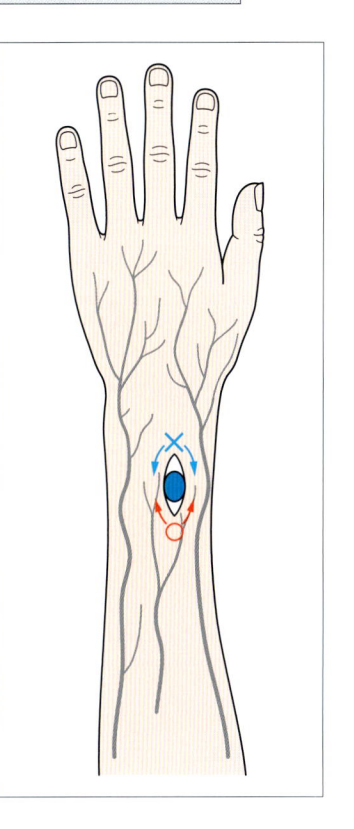

a│b

図 1.
青×印側からではなく，赤丸印側の皮下から局所麻酔をしていくことで
麻酔の痛みを緩和できる．前額部では眼窩上神経が眼窩内から眼窩上切
痕（黒丸印）を通り前頭部に向かう．ちなみに黄丸印の眉毛部骨膜上に麻
酔薬を入れると眼窩上神経ブロックとなり前額部が広く麻酔される（a）．

局所麻酔のコツ

　細かいコツはいくつもあるが，麻酔時に神経の走行を意識して局所麻酔することを 1 つ勧めたい．特に顔面や四肢で，神経の走行パターンが解剖学的にわかる場所では，最初に神経中枢側の皮下に麻酔薬を十分入れるのがコツとなる（図 1）．これによりブロック的な麻酔となり，麻酔を広げる際の痛みの緩和になる．

　麻酔後は，麻酔が十分効くまで少し待ってから手術を開始することで，エピネフリンによる血管収縮も働いて出血が減り手術も行いやすくなる．

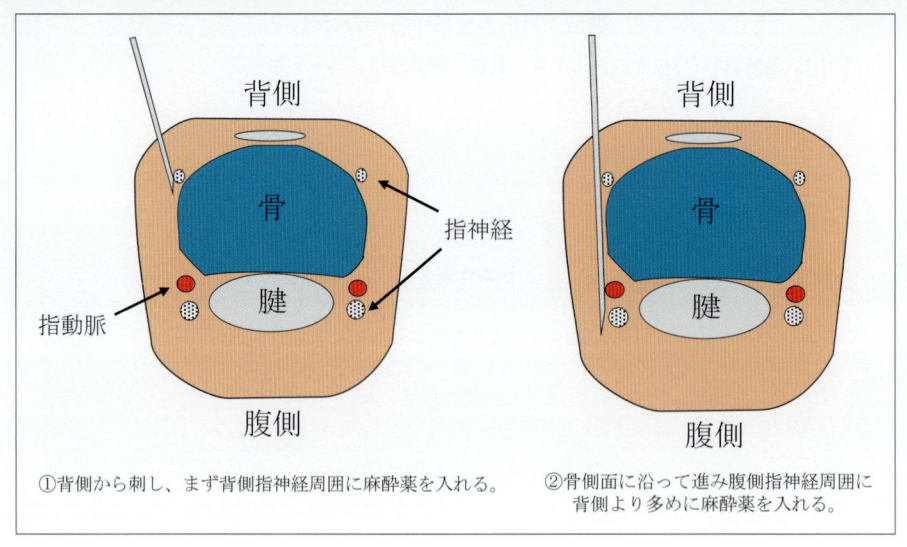

①背側から刺し、まず背側指神経周囲に麻酔薬を入れる。

②骨側面に沿って進み腹側指神経周囲に
背側より多めに麻酔薬を入れる。

図 2. 指ブロックのコツ

待つ時間は場所にもよるが，特に出血しやすい頭や顔面などは 5 分程度しっかり待つ．この待ち時間を利用して，使用する器具や縫合糸などを準備すれば時間も無駄にせずに済む．これから行う手術の流れを考え，切開や剝離を進める場所や層をイメージして麻酔することで，術中に麻酔薬を追加せずに済むだけでなく，麻酔薬による剝離効果も発揮され手術もスムーズにいく．

指ブロックのコツ

指趾骨側面の左右に神経が 4 本あるが，背側より腹側の神経のほうが発達し指の感覚の多くを司る．針は皮膚の薄い背側から入れたほうが痛みも少ない．0.5〜1％キシロカインを背側の指神経付近に 0.5〜1 mL 注入，針は抜かずに，そこから骨側面に沿って針を進め腹側の指神経付近に 1〜1.5 mL 注入する．図2の骨と神経の位置関係をイメージし，背側よりも腹側の神経に十分に効かせる．腹側の皮下脂肪織は厚く，腱も太く，断面図で言えば骨は中心ではなく少し背側にある．対側も同様に行い，麻酔が十分に効くまで 5〜10 分程度待つ．透析患者や閉塞性動脈硬化症患者，強皮症など末梢動脈疾患を有する患者では，指の狭いスペースに麻酔薬を入れすぎると指先が虚血となることがあるので注意する．指の基部ではなく，水かきから 2 cm ほど中枢側でブロックする方法

もあり，基部より周囲にスペースがある分，指先の虚血が起こりにくくなるが，多めのリドカイン（6〜8 mL）が必要になる．

超音波ガイド下末梢神経ブロック

浸潤麻酔と比べ，少ない麻酔薬と穿刺回数で広範囲かつ深部まで麻酔効果を得られるのが最大のメリットである．特に下肢では，鼠径や膝窩のリンパ節郭清を皮膚外科で扱うことから解剖学的イメージもしやすく取り組みやすい．適切な超音波装置があれば，手術室以外の救急外来や外来手術室などでもブロックできる．ブロックで行った症例を図3に示す．一方で，安定して効かせるためには手技に一定の習熟が必要であり，稀ではあるが神経損傷のリスクもある．穿刺部位にあきらかな感染がある場合は禁忌となる．

末梢神経ブロックでは，主に 10〜15 MHz の高周波型リニアプローブを使用する．下肢では，神経は周囲の脂肪織や筋肉に比べ，やや高エコーを示し，太い神経は内部がブドウの房状や蜂の巣状にみえる．皮膚外科では 1〜2 時間程度の手術が多いことから，麻酔薬は使い慣れていて効果の速い 0.5〜1％ E リドカインでよい．外側大腿皮神経や伏在神経，内果での脛骨神経などの細い神経であれば麻酔薬注入後 10 分程度，大腿神経や坐骨神経などやや太めの神経なら 15〜20 分程度効果発現

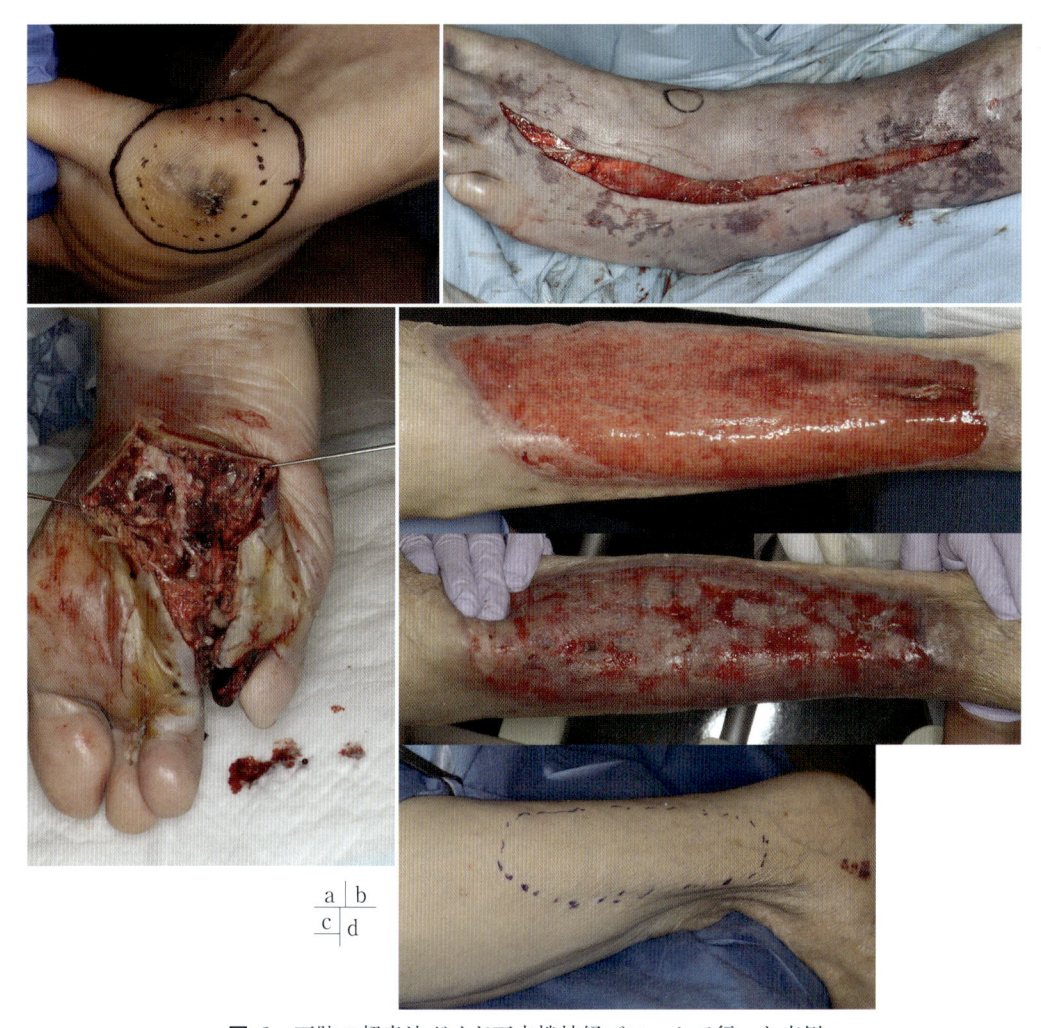

図 3. 下肢の超音波ガイド下末梢神経ブロックで行った症例

a：左足底悪性黒色腫. 脛骨神経(内果部)＋総腓骨神経＋腓腹神経ブロックで切除

b：左下肢壊死性筋膜炎. 坐骨神経＋大腿神経ブロックでデブリドマン

c：右足糖尿病性壊疽. 坐骨神経ブロックでデブリドマン

d：右下腿内側の皮膚潰瘍. 大腿神経＋外側大腿皮神経ブロックで右大腿から採皮し Thiersch 植皮

するまで待つ. 持続時間を長くしたければ0.75%ロピバカイン(アナペイン®)を使用するが，リドカインに比べ効果発現まで時間(30〜60分)がかかる. 使用する針はブロック用の鈍針が神経損傷を避けるため安全だが，筋膜などを貫く際の抵抗は大きくなる. 神経を明瞭に描出し，針先も超音波でしっかり描出できれば，より細かいスペースを狙いやすい鋭針(カテラン針)を利用している術者も多い.

ブロックには3つのコツがある. 1つ目は神経の走行と支配領域に関する解剖学的知識をもつこ

とである(図4). 2つ目は超音波で目標の神経を見つけ描出することであり，自分や同僚の体で練習したり，患者のプレスキャンを行いブロック時に描出できるよう準備したりする. 3つ目は超音波で針をきれいに描出させることであり，これが最も難しい. ほとんどのブロックで，プローブと針を平行にして穿刺する平行法を用いるが，針も細くプローブから出るビームの幅も狭いため，うまく描出させるためにはプローブを微妙に傾けたり，ずらしたりする操作がいる. ほかにも針を彎曲させないよう把持し，超音波を反射しやすいよ

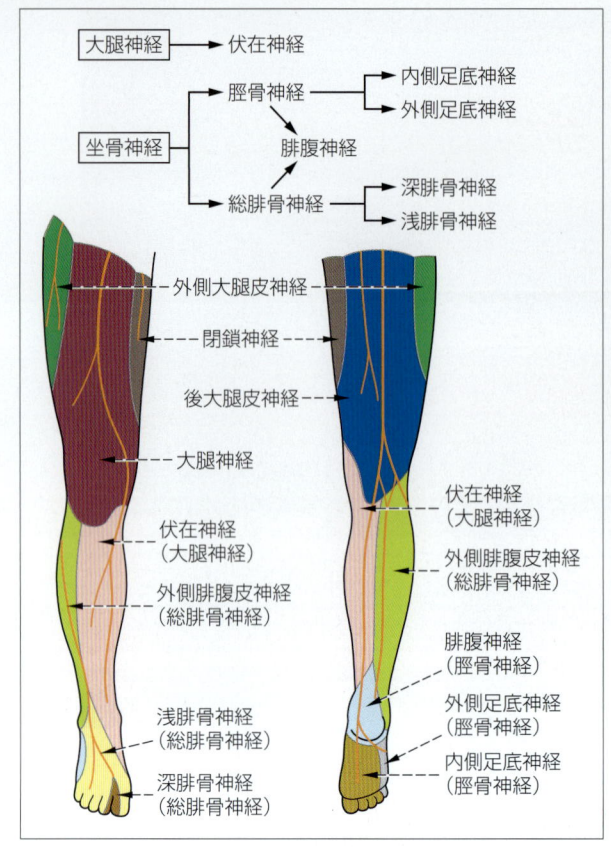

図 4. 下肢体表の神経支配分布
（黒川紘章：足の外科手術の神経ブロック. *MB Orthop*, **32**(9)：29-35, 2019. をもとに筆者作成）

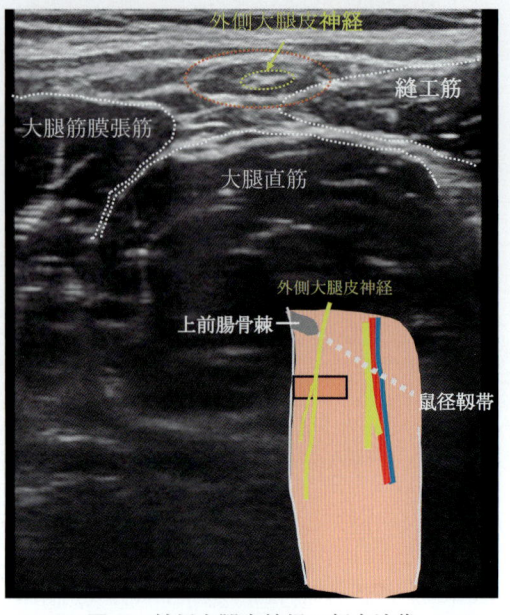

図 5. 外側大腿皮神経の超音波像
上前腸骨棘より 10 cm ほど末梢側で狭い固有のコンパートメント内(橙丸印)を走る索状構造物(外側大腿皮神経)を同定する.

うプローブ面と針の角度をなるべく平行に近づけるなどのコツがいる. 細かいテクニックや注意点は沢山あるので, 末梢神経ブロックの専門書[4]も参考にしていただきたい. 針を描出する練習として, こんにゃくやゼリー, ラップで包んだ鶏肉などを模擬的に用いる方法や, 後述する大型脂肪腫の局所麻酔に超音波ガイドを利用して手技に慣れる方法もある.

　慣れないうちはブロックの効きが多少甘くても, 局所麻酔を追加で行える程度の手術で始めてみるのがよい. 以下に, 代表的な下肢の神経ブロックを紹介する.

1. 外側大腿皮神経ブロック(図5)

　上前腸骨棘内側で鼠径靱帯直下から大腿外側に沿って走行しており, 5～10 mL の 0.5% E リドカインでブロックできる. 大腿外側から少なくとも

手掌大程度の採皮が可能となる. 比較的浅い部位を走行し, 神経周囲に大血管もないことから同定さえできれば初心者でも安全に行える. 上前腸骨棘より大腿外側下方10～15 cm で縫工筋と大腿筋膜張筋の間にある脂肪組織内の狭い固有のコンパートメントを見つけ, その中を走る1～2本の構造物を同定する方法が確実である. これをできるだけ超音波で中枢側に追ってブロックするが, 鼠径靱帯付近では走行バリエーションも多く同定しにくいこともあり, 確実にわかる範囲の中枢側でブロックしてもよい.

2. 大腿神経ブロック(図6)

　鼠径靱帯付近で大腿動静脈のすぐ外側を走行し, 大腿で運動枝を出したあと伏在神経となる. 体位は大腿をやや外旋位とし, 鼠径靱帯より末梢側, 深大腿動脈分岐部より中枢側の辺りで15～20

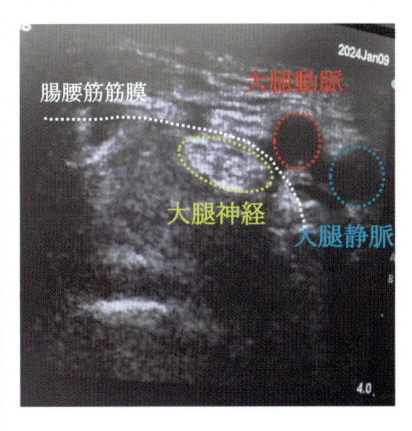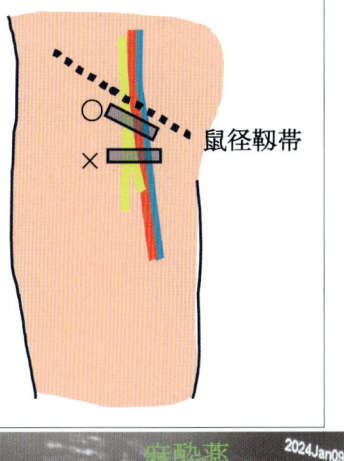

図 6.
右大腿神経ブロック
プローブを鼠径靱帯に平行となるように当てると大腿神経の輪郭をはっきりと描出しやすい.

画像内ラベル:
腸腰筋筋膜　大腿動脈　大腿神経　大腿静脈　鼠径靱帯

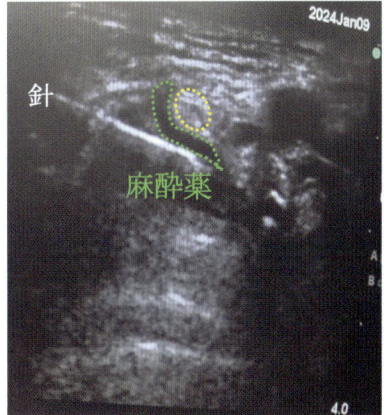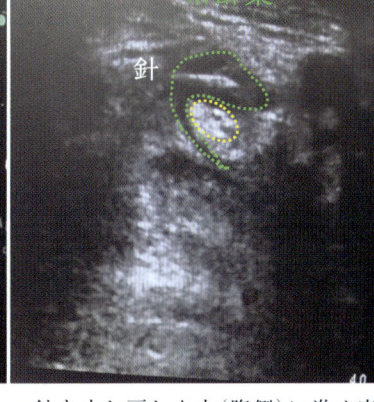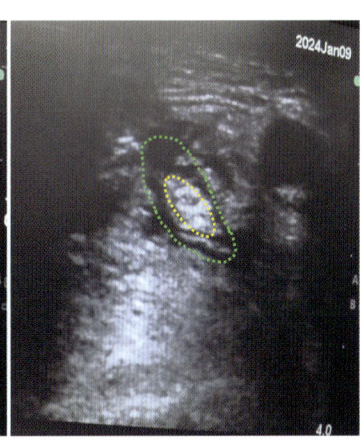

画像内ラベル: 針　麻酔薬

まず神経下方(背側)に麻酔薬を入れる.

針を少し戻し上方(腹側)に進め麻酔薬を入れる.

大腿神経が麻酔薬に取り囲まれる.

mLの0.5～1% E リドカインを使用してブロックする. 大腿前面(大腿神経)～下腿内側(伏在神経)が麻酔され, 外側大腿皮神経ブロックと組み合わせると大腿からさらに広く採皮もできる. 同定できればブロックは比較的容易であり, 腸腰筋筋膜の下にさえ麻酔薬を入れられれば, きれいに神経周囲に入らなくても多少時間はかかるがブロックされる. 麻酔薬注入の際は, 最初に神経の深部側を行い, あとから体表側を行う. これは, どのブロックでも共通であり, 体表側を先に行ってしまうと麻酔薬で神経を深部に押し込み, その後の観察や麻酔が行いにくくなる. 本ブロックにより大腿四頭筋も麻痺するため, 術後は麻酔が切れるまで膝折れによる転倒に注意する. 大腿内側近位側は閉鎖神経の支配があるため, 下肢静脈瘤のストリッピング術で用いる際には, ここだけ局所麻酔の追加が必要となる.

3. 坐骨神経ブロック(膝窩部)(図7)

膝窩が最も同定もブロックも行いやすい. 坐骨神経が膝窩やや上方で脛骨神経と総腓骨神経に分岐するが, 分岐する直前あたり(超音波像でダンベル状に見える部分)で2つの神経の間を狙って行うと, 両神経を共通して包んでいる鞘状の構造(paraneural sheath)内に麻酔薬が入り効果が得やすく, 神経損傷のリスクも少なくなる. 膝窩動静脈は神経のさらに深部を走行し, 神経と動静脈の間は通常脂肪織が介在し接してはいない. ほかの下肢のブロックに比べ神経の位置が深いため, 穿刺を開始する位置はプローブのすぐ脇ではなく, 走行する深さにあわせてやや離れた場所から穿刺し針を進める. そのため, 今回挙げたブロックの中ではもっとも難易度が高い. 15～20 mL の0.5～1%E リドカインを使用し, 下腿後面～外側, 足首から下がブロックされる. 大腿神経ブ

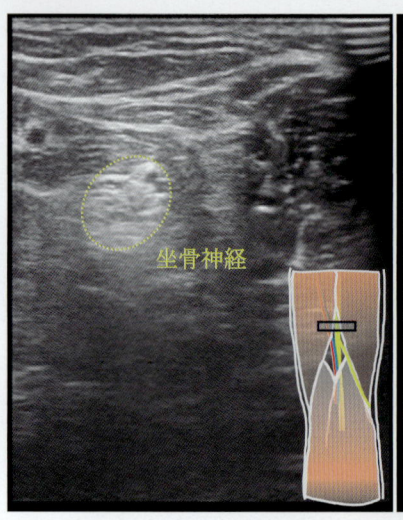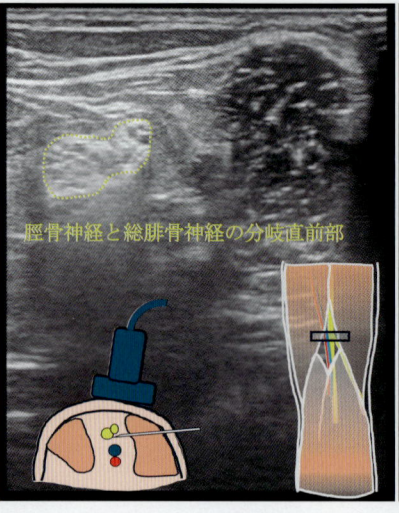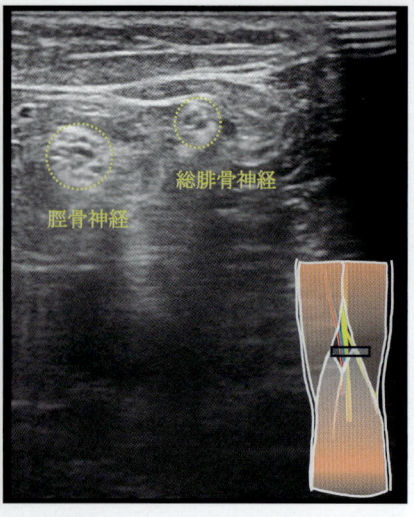

図 7. 坐骨神経から脛骨神経と総腓骨神経への分岐の超音波像
左から順に末梢側に向かうにつれて坐骨神経が脛骨神経と総腓骨神経へ分岐して
いく．ブロック時は図中央の分岐直前付近で深部側から麻酔薬を入れていく．

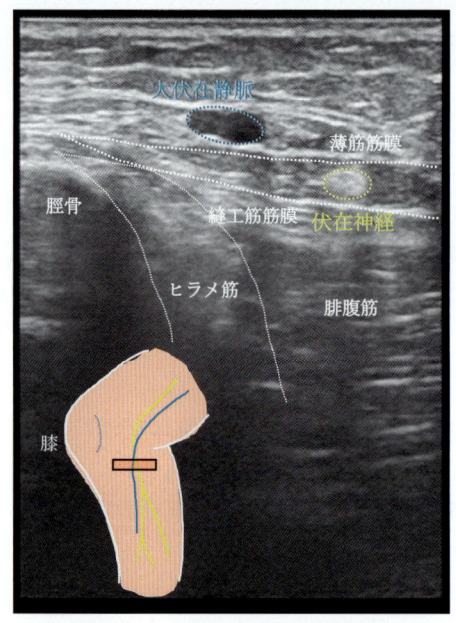

図 8. 伏在神経（膝部）超音波像
膝内側やや下腿側で，薄筋筋膜と縫工筋
筋膜で作られるスペース内に伏在神経が
索状構造として走行しているのがみえる．

ロックと合わせることで膝下をすべて麻酔できる
ため，足や下腿に多い壊死性筋膜炎や糖尿病性壊
疽などのデブリドマンで特に有用である．下肢の
神経の中では最も太く，麻酔が効くまでやや時間
がかかるため大腿神経ブロックとあわせて行う際
には先に行うとよい．ブロック時の体位は腹臥位

で膝を軽く屈曲させた状態が行いやすいが，患肢
を上にした側臥位でもできる．仰臥位でも可能だ
が，超音波画面を上下反転させるなど慣れないと
難しい．下腿以下の運動神経も麻痺するため，麻
酔が切れるまで歩行はできない．

　患者の体形などで坐骨神経の位置が深くて難し
い，あるいはブロックがうまくいかない場合に
は，分岐後の比較的浅い位置にある脛骨神経と総
腓骨神経を各々個別にブロックするか，後述する
腓腹神経，内果部での脛骨神経を必要な領域に応
じて追加でブロックすることで対応もできる．た
だし，穿刺部位に感染がないことを確認し，麻酔
薬が極量を超えないよう注意する必要がある．

4．伏在神経ブロック（膝部）（図8）

　大腿神経から連続し，下腿内側内果付近までの
感覚を司る．膝関節やや下方内側で，薄筋筋膜と
縫工筋筋膜に囲まれた狭いスペース内を走る索状
物を同定しブロックできる．5〜10 mL の0.5%E
リドカインを使用する．大腿遠位側 1/3 の縫工筋
下で，大腿動静脈周囲でブロックする方法もある．

5．脛骨神経ブロック（内果部）（図9）

　足首で内果後方を後脛骨動静脈に沿って走行し
ており，3〜5 mL の0.5%Eリドカインを使用す
る．踵部外側の知覚枝を分枝したあと，内側足底

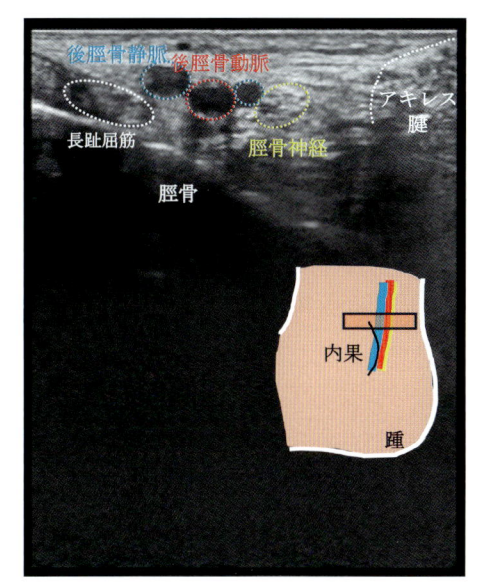

図 9. 脛骨神経(内果部)超音波像
後脛骨動静脈後方に沿って走行する神経がみえる.

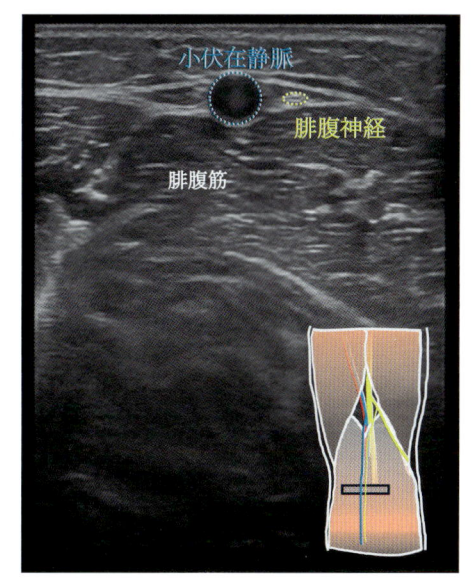

図 10. 腓腹神経超音波像
下腿後面正中で小伏在静脈に伴走する腓腹神経がみえる.

神経と外側足底神経に分かれ走行し, ブロックにより足底ほぼ全体が麻酔され, 局所麻酔なし, もしくは少量の局所麻酔を追加することで切開や切除ができる.

6. 腓腹神経ブロック(図 10)

膝窩で総腓骨神経や脛骨神経より分枝し, 下腿後面正中を小伏在静脈に沿って走行し踵部から足外側の表在の感覚を司る. 小伏在静脈を同定し, その脇を伴走する柵状物をみつけ 3〜5 mL の 0.5%E リドカインを使用しブロックする.

局所麻酔の工夫

1. 超音波ガイド下で行う大型脂肪腫の局所麻酔[5](図 11)

脂肪腫の多くは周囲組織との境界が明瞭で, 比較的短時間の手術で終わることが多い. しかし, 大型のものでは局所麻酔薬の極量や, 腫瘍深部での麻酔が不十分になる懸念から全身麻酔を選択されることも多い. 超音波ガイド下に, 深部の境界を正確に狙って麻酔薬を入れることで, 盲目的に行うより少ない量で確実に麻酔を効かせることができる. また, 超音波ガイド下で針先を狙った場所に刺入し麻酔薬を入れるトレーニングにもなり, 末梢神経ブロックの習得にも役立つ. 脂肪腫

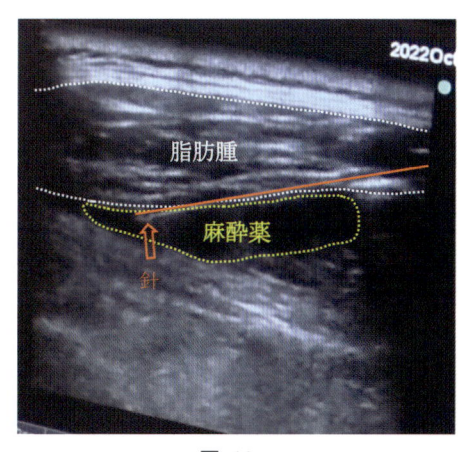

図 11.
脂肪腫の下床境界を狙い麻酔薬を入れる.

の上部は, 深部の麻酔後に通常通りエコーなしで麻酔すればよい.

2. 大量低濃度局所浸潤麻酔(tumescent local anesthesia:TLA)

もともとは脂肪吸引術や下肢静脈瘤の血管内焼灼術, ストリッピング術などに用いられ, 0.1%程度に希釈したEリドカインを脂肪織内や血管周囲に大量に投与し局所麻酔する. 濃度は薄いが, 脂肪織内を広範囲に麻酔できることから大型脂肪腫の切除[6]や乳癌の切除[7], 鼠径ヘルニアの手術など

・1%エピネフリン入り（10万倍）リドカイン	50mL
・7%炭酸水素ナトリウム（メイロン®）	20mL
・生理食塩水	430mL
合計	500mL
（リドカインは0.1%となる）	

図 12. TLA(tumescent local anesthesia)に使用する麻酔薬のレシピ

に使用した報告もある．ただし，大量に入れることで組織の腫脹が強くなり，手技によっては術野の展開がしにくくなるなどのデメリットもある．エピネフリン入りを比較的麻酔薬の吸収の遅い脂肪層を中心に使用するため，大量でもその安全性は高いとされている．**図 12** にレシピの 1 例を示す．

局所麻酔時に行う鎮静について

デクスメデトミジン塩酸塩(プレセデックス®)は非挿管下での手術・検査に対して保険適用を有し，ミダゾラムなどの鎮静薬と異なり呼吸抑制作用がほとんどなく，使用方法を守れば安全性も高く最も使用しやすい．アドレナリン $\alpha 2$ 受容体作動薬で，鎮静作用，交感神経抑制作用(徐脈，血圧低下)，弱い鎮痛作用を有するが，投与中も呼びかければ覚醒し気道介入も不要な中等度鎮静の状態を得やすく，投与中止からの覚醒も早い．

シリンジポンプを使用し，初期負荷投与(6 μg/kg/hr，プレフィルドシリンジ 200 μg/50 mL で体重 60 kg なら 90 mL/hr)を 10 分間行い，その後は維持投与(0.2〜0.7 μg/kg/hr，体重 60 kg で 0.6 μg/kg/hr なら 9 mL/hr)する．手術に夢中になり初期負荷投与から維持投与への切り替えを忘れることがないよう，外回りの看護師にタイマーをセットさせ確実に維持投与へ移行する．使用時には患者の状態を常に観察できる看護師を配置し，呼吸数，心拍数，血圧，SpO_2 のバイタルサインと鎮静レベルを 5 分ごとに確認する．また，鎮静下での嘔吐や誤嚥を防ぐため，術前の経口摂取の制限も行う．鎮静を成功させるためには，局所麻酔による鎮痛が十分に行われている必要があり，全身麻酔の代わりには決してなり得ない．

投与中，舌根沈下などにより SpO_2 の低下はよく見られるが，酸素投与や下顎の挙上，声かけにより深呼吸を促すなどで対応できることがほとんどである．初期負荷投与中は一過性の血圧上昇がみられることがあり，5 分以上続くようなら投与量の減量や，場合によってはニカルジピンの点滴投与を考慮する．維持投与中は血圧の低下がみられることがあり，5 分以上続くようなら投与量の減量や中止をし，乳酸化リンゲル液などによる補液負荷や下肢の挙上などで対処する．これで血圧が保てない場合には，昇圧剤のフェニレフリン 0.1〜0.5 mg の静注を行うがそのような状態になることは少ない．実際の使用にあたっては，体重別の投与量早見表など薬剤の適正使用ガイドブックがあるので，使用する場所にも用意して参考にするとよい．

参考文献

1) 日本麻酔科学会：麻酔薬および麻酔関連薬使用ガイドライン第 3 版．X. 小児麻酔薬，2019.
2) 高田菜月，守本倫子：小児における外来処置と局所麻酔―コツと注意点―．【耳鼻咽喉科外来処置での局所麻酔】MB ENT，**264**：10-16，2021.
3) 日本麻酔科学会：局所麻酔薬中毒への対応プラクティカルガイド．2017.
4) 仲西康顕：うまくいく！超音波でさがす末梢神経 100%効く四肢伝達麻酔のために(田中康仁監)．メジカルビュー社，2015.
5) 伊藤周作ほか：大型脂肪腫の超音波ガイド下局所麻酔について．日皮外科，**27**(1)：82-83，2023.
6) 八代　浩ほか：皮膚外科における TLA 麻酔の応用．日皮外科，**19**(1)：48-49，2015.
7) 細矢徳子ほか：低濃度大量局所浸潤麻酔法にて手術を施行した乳癌の 7 例．*Jpn J Cancer Chemother*，**42**(12)：1797-1799，2015.

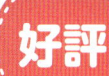

こどもの足を知る・診る・守る！

編集 田中　康仁
奈良県立医科大学整形外科 教授

高山　かおる
埼玉県済生会川口総合病院皮膚科 主任部長

2024年12月発行
200頁
定価5,720円
（本体5,200円＋税）

詳細はこちら！

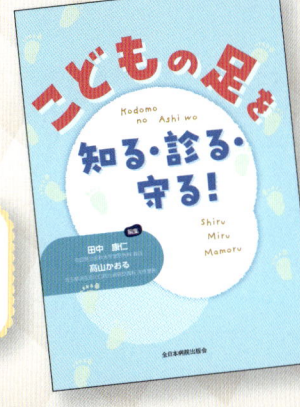
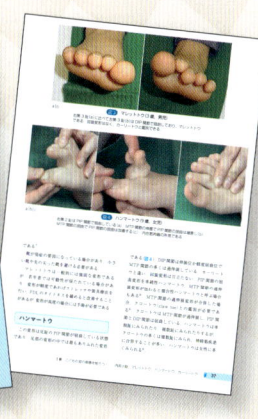

こどもの足部障害の診断・治療のみならず、将来を見据えた予防の観点から、靴がこどもの足に及ぼす影響や正しい靴の履き方、有効な運動指導など、多角的な視点で網羅しました！

整形外科医、皮膚科医、学校医、小児科医、内科医、教育関係者などの方々に、役立つ1冊！

CONTENS

全日本病院出版会

〒113-0033 東京都文京区本郷 3-16-4　Tel:03-5689-5989
www.zenniti.com　Fax:03-5689-8030

MB Derma, **357** : 18-25, 2025.

◆特集／皮膚外科 Basic & Advance

皮膚良性腫瘍の手術療法

爲政大幾*

Key words : 皮膚腫瘍(skin tumor)，良性(benign)，切除(resection)，外科治療(surgical therapy)

Abstract 皮膚・皮下に生じる良性腫瘍は頻度の高い疾患であり，様々な要因から外科的治療を求められることが多い．体表に存在するが故に腫瘍へのアプローチは比較的容易であるが，悪性腫瘍と鑑別が問題となるものや，機能的，整容的にきれいな仕上がりを求められる場合も少なくない．皮膚良性腫瘍に対する手術について，これから学ぼうという若い皮膚科医も含めて，身につけるべきポイントと注意点について解説する．

はじめに

皮膚や皮下に生じる良性腫瘍は，表皮角化細胞由来のものだけでなく神経堤や間葉系由来のものなど多種多様である．これらに対する外科的処置としては，メスを用いた外科的切除術以外に，電気メスを用いた焼灼・乾固術，レーザー手術，凍結療法など多種の手技がある．脂漏性角化症など角化細胞由来の表在性腫瘍では，切除術以外で十分な場合も多い．しかし，皮内から皮下に病変を有するものや，悪性腫瘍を疑わせる所見を有するものでは，確実な切除が必須となる．さらに，取り残しがなく，機能的や整容的に良い結果を得るためには，基本に忠実な外科的手技の実践だけでなく，患者状態や病理組織像などの術前の評価や，発症部位の解剖学的特性を意識した手術デザイン，正しい術後処置の指導など，周術期全般にわたる手技の取得と創傷管理に関する知識が必要である．本稿では，これから良性腫瘍切除を行ってみようという若手の皮膚科医の参考になるように，

メスや尖刃などを用いた一般的な皮膚外科的腫瘍切除の手技や周術期の手順，注意点などについて解説する．

良性皮膚腫瘍に対する切除術の適用条件(表 1)

英国の公的医療保険サービスである NHS (National Health Service)などでは，良性病変に対する手術実施基準が提唱されている[1]．**表 1** の項目は，これを参考として，筆者が日本向けの条件を考えてみたものである．原則としては，痛みなどの自覚症状や外見的変化などの身体的不都合の解消による QOL の改善や，将来的な悪性化の防止などが目的となる．NHSでは単なる外見改善だけのための切除術への保険適用を認めていない．本邦の保険診療でも単なる美容を目的とした手術は適用外であり，この点に関しても慎重に検討すべきであろう．

切除前に行うべきこと

1．臨床診断

可能な限り悪性腫瘍を鑑別，除外すべきで，そのためには視診，触診だけでなく，生検，ダーモスコピー検査，各種画像検査(単純 X 線，超音波

---

* Taiki ISEI，〒530-0052 大阪市北区南扇町 4-14 医誠会国際総合病院，副院長/皮膚科，主任部長

表 1. 良性皮膚腫瘍に対する切除術の適用条件（私案）

- 増大傾向があり，放置するとより侵襲の大きな治療を必要とする．
- 日常生活で出血や排液，炎症，感染を繰り返している．
- 臭気により不快感をもたらすことがある．
- 神経圧迫による疼痛やしびれを生じている．
- 関節可動域の制限を生じている．
- 口や眼，耳などの開口部に生じ，開閉障害，視野障害，聴力障害，呼吸の不自由さなど，QOL の低下を招く可能性のある障害を生じている．
- 露出部に存在し，腫瘤の存在が心理的に悪影響を及ぼしている．
- 将来的に悪性化する危険性が高い．
- 臨床検査や生検病理所見で悪性腫瘍を完全には否定できない．
- ウイルス性の疣贅でほかへの播種を生じる恐れがある．

エコー，CT，MRI），ドプラ聴診などを必要性に応じて検討する必要がある．最終診断として病理診断が重要であることは言うまでもないが，小さな病変や検査で診断がほぼ明らかな場合には，術前の生検を省略可能な場合もある．

主な対象疾患としては，下記のような良性腫瘍が挙げられる．

- 表皮内主体の表在性腫瘍：脂漏性角化症，汗孔腫，ウイルス性疣贅など
- 嚢腫：表皮嚢腫，類皮嚢腫，外毛根鞘嚢腫，アポクリン汗嚢腫など
- 真皮内から皮下に生じる腫瘍：皮膚線維腫，汗器官腫瘍，毛母腫など
- 皮下に生じる腫瘍（良性軟部腫瘍）：脂肪腫，神経鞘腫，血管平滑筋腫など
- 血管系腫瘍：化膿性（毛細血管拡張性）肉芽腫，静脈血栓，動脈性血管腫など

2．腫瘍の性状，範囲や局在の診断

これらの診断には視診，触診が有用であるが，腫瘍の範囲や進展形式の把握のためには，触診を軽視してはならない．触診によって周囲組織との癒着や周囲への浸潤傾向が疑われる場合，可能な限り上記の画像検査を実施したほうがよい．生検による病理診断は，悪性腫瘍の鑑別のためだけではなく，癒着や浸潤増殖形態など周囲組織との関係をみるためにも有用である．エコー検査やドプラ聴診は動静脈奇形や動静脈瘻，動脈性血管腫などの動脈が関与する疾患の診断に有用であるばか

りでなく，腫瘤への流入血管や周囲の血管との位置関係を確認するのに有用である．

3．患者状態の把握

術前の検査や患者の健康状態，認知機能などを把握して，耐術能について検討する．このためには，手術部位やその周囲への外科的処置歴の有無，performance status（PS），アレルギー歴，基礎疾患とそれに対する内服歴などを把握しておくことは必須である．術後の通院の可否やその方法，所要時間，自家処置の可否，家族環境なども把握しておいたほうがよい．抗血小板薬など止血機能に影響する薬剤の把握は特に重要である．中止が望ましい場合には，休薬の可否やヘパリンへの変更（ヘパリン化）の適否などについて，それらの薬剤の処方医に確認しておかなければならない．出血の危険性が少ない手術では，必ずしもこういった薬剤を休薬する必要はないが，術後出血や出血斑，紫斑が生じ得ることを説明しておく必要がある．

4．手術方法とデザイン，修復（再建）法の検討

基本的に単純切除と 1 期的縫合を目指す．切除マージンを大きく取る必要はなく，辺縁での切除でデザインを行う．良性腫瘍においては，患者の心理として悪性腫瘍よりも審美面に対する要求がシビアになる傾向がみられる．外観的にも美しい結果を得るために，それぞれの腫瘤の大きさ，発生部位の解剖学的特徴などを把握して，最も適すると思われる術式を選択する必要がある．

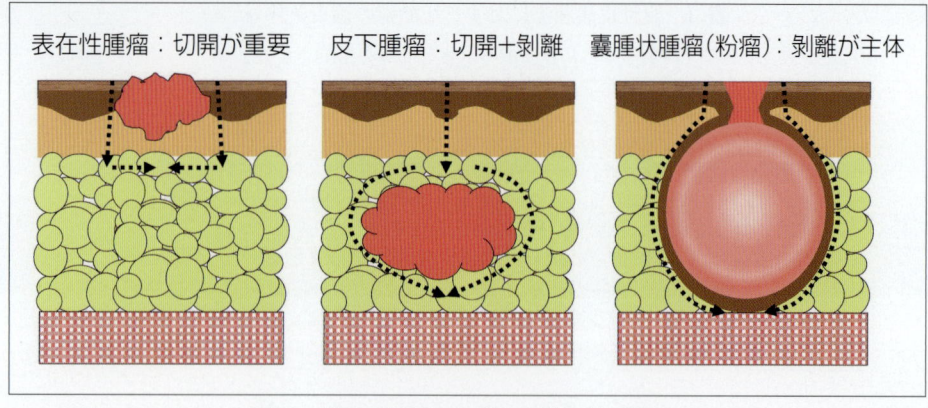

図 1. 腫瘍切除術は切開と剝離手技の融合

腫瘍切除の基本手技

切除と再建に際しては，切開と剝離および縫合の 3 つの手技が基本となる（図 1）．いかに複雑な切除，再建術式であっても，主体になる手技の違いはあっても，基本的にはこれらの手技の組み合わせと応用である．このため，良性腫瘍の確実な切除と目立たない傷跡を得るためには，これらの基本手技を正しく確実に実施できるように習得しておくことが最も重要である．

切除法としてはメスや尖刃を用いる scalpel surgery が一般的であるが，対象によっては生検用パンチやカミソリ（薄切刀）が用いられる場合もある．腫瘍の長径が生検用パンチの直径内に収まるものでは，これを用いると比較的容易に切除できる．腫瘍の厚みがごく薄く，切除創部の上皮化が容易に得られると予想される場合には，カミソリ（薄切刀）あるいはメスでの薄切（シェービング）を行ってもよい．腫瘍の切除にあたっては，悪性腫瘍の場合とは異なり，メスの刃を皮膚面に対して垂直からやや腫瘍側に倒し，皮膚切開全長にわたって同じ角度を保つように心掛ける必要がある（図 2）．こうすることによって，真皮縫合後に皮膚面の良好な圧着癒合が得られ，瘢痕の開大や陥凹を避けることができる．切開の最初と最後には，メスを皮膚と垂直に刺入出するように心掛けると，創部端の膨隆やドッグイヤー形成を避けることができる（図 3）．剝離と切除はメスか剪刀の

どちらを使用してもよいが，正しい層で切除することが最も重要である．

1．手術手技

腫瘍切除術は切開と剝離から成る切除と縫縮，遊離植皮，局所皮弁などの再建で構成される．一部の例外を除けば，単純切除縫縮が手技としては最も容易である．

腫瘍の発生部位や大きさによっては，遊離植皮や各種の皮弁が必要となる．局所麻酔で切除可能な程度の比較的小さな腫瘍でも，部位によっては再建に局所皮弁が必須となることがあり，適した皮弁のデザインと皮弁に対する愛護的操作を身につける必要がある．

a）切除法

視診，触診，ダーモスコピー，エコーなどの所見を元にして腫瘍辺縁に切開線をデザインする．悪性腫瘍切除における腫瘍周囲の切除マージンは，良性腫瘍の切除では通常は必要ない．また，皮下腫瘍で皮膚とは可動性があり，皮内に病変が存在しないと思われる場合には，皮膚を合併する必要はなく単純切開にとどめることができる．いずれの場合も，傷跡を目立たなくし，ケロイドや肥厚性瘢痕の発症を防ぐためには，皮膚のシワの方向：RTSL（relaxed skin tension line）[2]，エステティック・ユニット（図 4-a），瘢痕拘縮発生の可能性，切除瘢痕の整容的影響などを考慮したデザインを計画する必要がある（図 4-b）．この場合，RTSL は Langer 皮膚割線と一致しないことに留

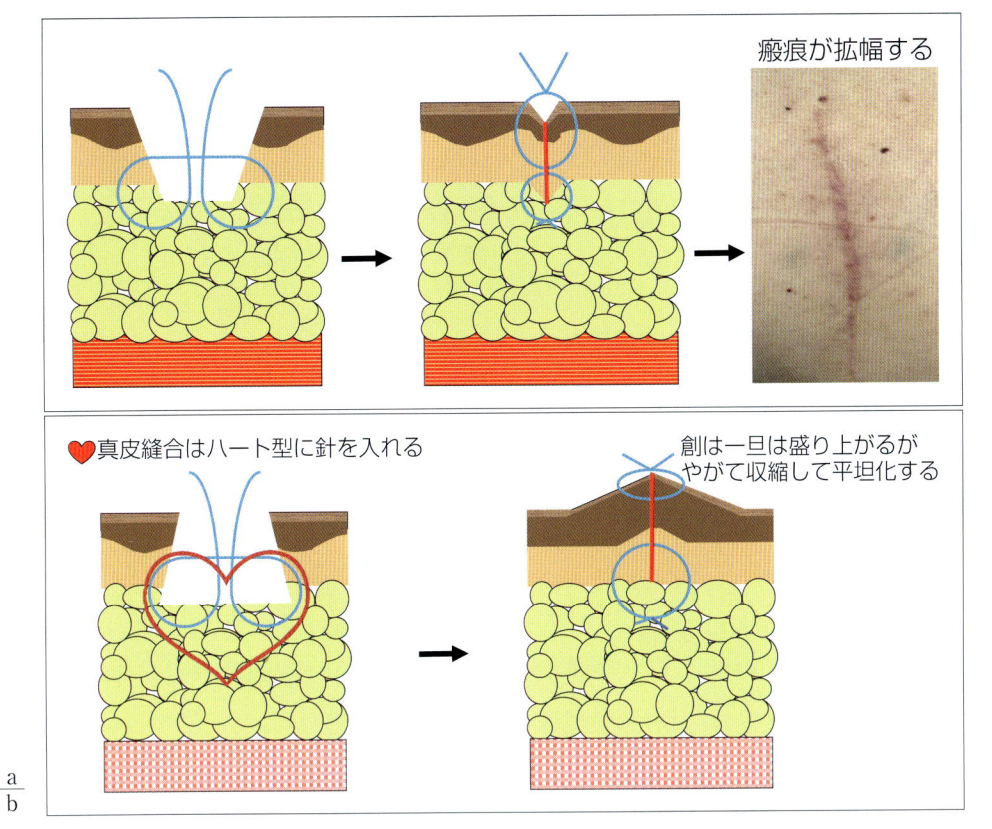

図 2.

a：誤った切開方向と真皮縫合．横断面を V 字型に切開した場合には表皮面が開き気味になる．

b：正しい切開方向と真皮縫合．垂直～逆 V 字型に切開すると皮膚の密着度が向上して瘢痕の拡幅が抑制される．

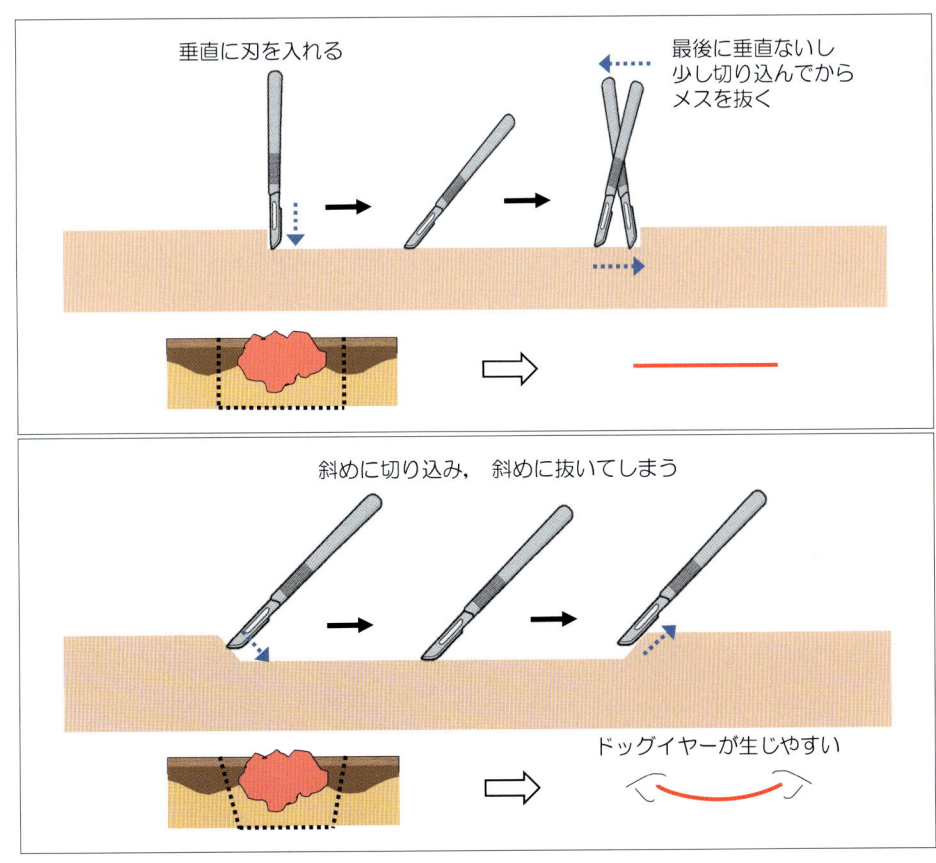

図 3.

a：正しいメスの切り込み方　　　b：間違ったメスの切り込み方

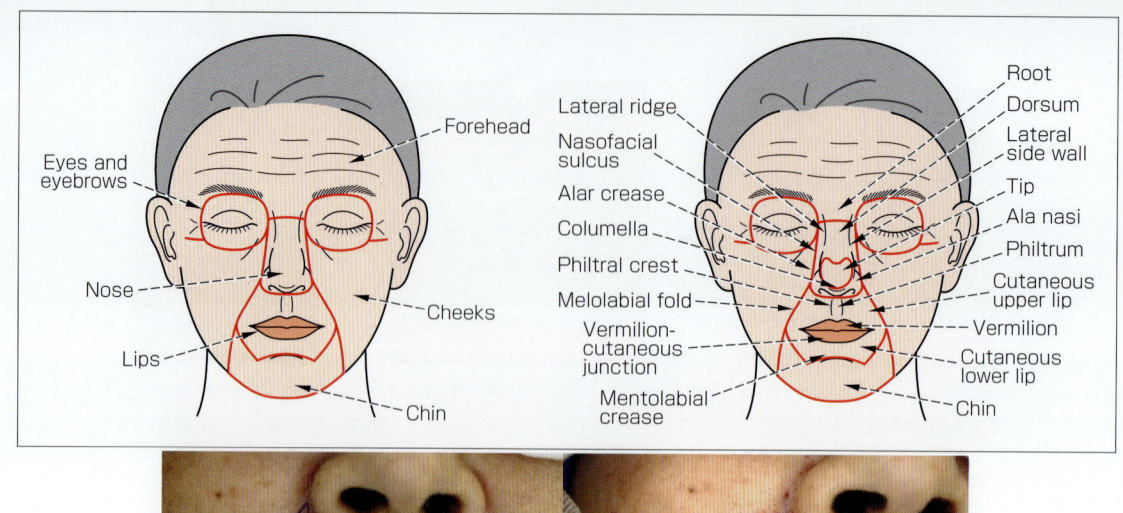

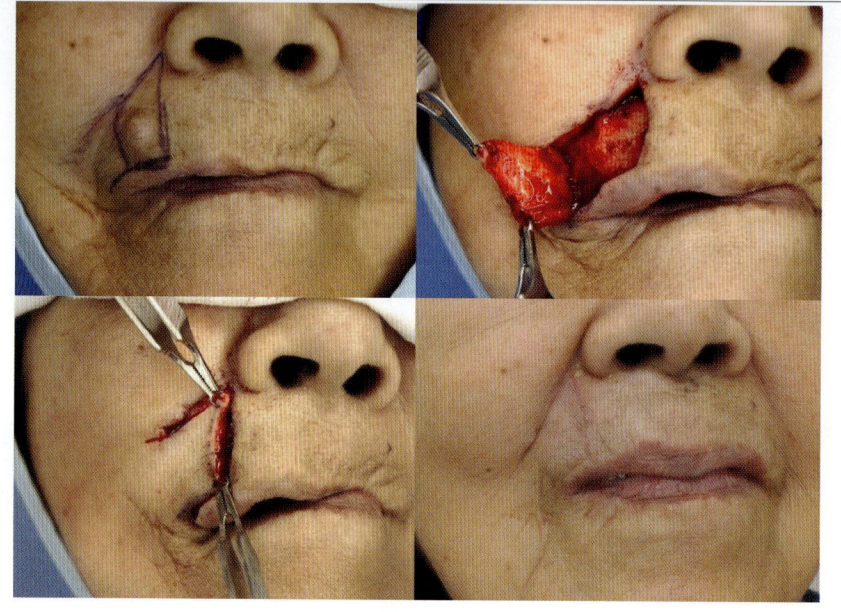

$$\frac{a}{b}$$

図 4.

a：顔面のエステティック・ユニット(Robinson JK, et al：Atlas of CUTANEOUS SURGERY. W. B. Saunders, Philadelphia, pp. 2, 1996.をもとに筆者作成)

b：エステティック・ユニットを考慮した手術デザイン(白唇部皮膚混合腫瘍の伸展皮弁による再建例)

意する必要がある．また日本人などのアジア人や黒人ではケロイドや肥厚性瘢痕を生じやすいため，関節部，胸骨部，恥骨部，肩関節周囲などでは，切除や皮弁作成の方向に特に注意を要する．剝離を行う深さ(層)は，腫瘍発生部位や腫瘍の性質やどういった結果を目標とするのかなどによって異なるため，術前にこれらを検討しておく必要がある．

最も手術機会の多い腫瘍は脂漏性角化症と粉瘤(表皮囊腫など皮内から皮下の囊腫)であろう．表皮囊腫に関しては，傷跡を小さくするためのいく

つかの術式が提案されている．いずれも一長一短があり，これでなければならないというものではなく，大きさや発症部位によって適するものを選択すればよい(**図5**)．炎症を繰り返して強い瘢痕化を伴っている場合では，囊腫壁の剝離が困難な場合があり，こういった例では，瘢痕を含めた大きめの切除範囲が必要となることもある．

b）再建法

切除した創部は，通常は縫合による1期的創閉鎖を目指すが，容易に上皮化するであろうと予測される場合や1期的創閉鎖が困難な場合には，開

22

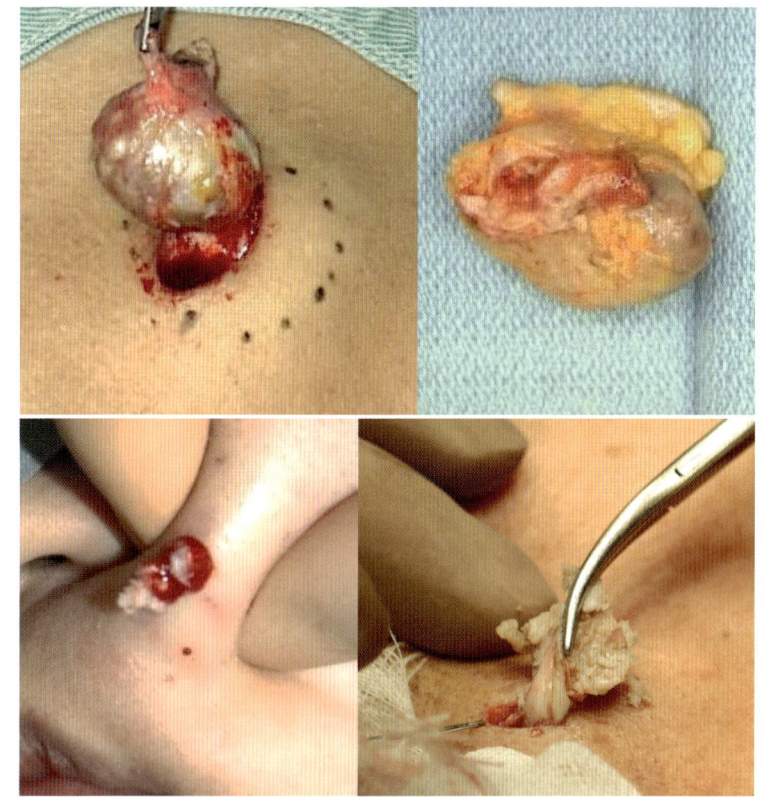

図 5.
a：粉瘤の切除術（minimal surgery）
b：粉瘤の切除術（くりぬき法）

放創とするか人工真皮を貼付したあとにそのまま
上皮化させることを検討してもよい．局所皮弁術
はある程度の習熟を要するが，決してすべて難易
度が高いわけではない．近年では再建法に関する
多数の成書が出版されており，またインターネッ
トで手術を解説したビデオコンテンツも視聴でき
るため，普段からこういったものに目を通してお
くことは，手術手技の向上に有用であろう．

創をきれいに仕上げるためのポイント（表2）

きれいな仕上がりを得るために留意すべきこと
を挙げてみる．縫合が終わった時点で手術が終了
したわけではなく，その後のドレッシングや固定
法の善し悪しで結果が変わってくる．例えば，不
適切な固定のために創部の離解や血腫形成を招く
ことがある．また，抜糸後の処置によっては，肥
厚性瘢痕などの形成を招くことがあり，外科的手
技が終わったからといって安心してしまってはな

らない．

1．切除に注意を要する良性腫瘍

良性腫瘍であるからといって，必ずしもすべて
のものが容易に切除できるわけではない．びまん
性神経線維腫（NF-1），神経鞘腫，筋肉内腫瘍（脂
肪腫など），血管腫，動静脈奇形などでは，出血や
組織の障害などを生じやすく，難易度が比較的高
いため慎重な対応を要する場合がある．

腫瘍自体や患者側の状態次第で難易度は容易
に変化するため，術前にこれらの状態を把握する
よう努める必要がある．良性腫瘍で手術難易度が
高くなる理由としてはいくつもの要因があり
（表3），これらに該当する場合には，より詳細な
術前のアセスメントを実施する方が望ましい．

a）神経線維腫症1型（von Recklinghausen 病）に生じるびまん性神経線維腫

腫瘍が柔らかく脆いうえに血管成分を多く含ん
でいるため，切除時の止血が容易ではない．大レッ

表 2. 創をきれいに仕上げるためのポイント(私案)

① 適切な作図：シワ，割線方向，エステティック・ユニットへの配慮
② 切除の際のメスの入れ方や傾きに留意する．
③ 創縁への愛護的操作
④ 縫合の要点
　・縫合糸をきつく締めすぎない．
　・創縁皮膚の重なりやまくれ込みを避ける．
　・抜糸は可能なら早めに．
⑤ 適切な創部固定
⑥ 抜糸後の創部固定による肥厚性瘢痕の予防(テーピング，スポンジなど)

表 3. 良性腫瘍で手術難易度が高くなる要因(私案)

a）腫瘍自体の要因
　・大きさ：巨大腫瘍
　・易出血性
　・感染
　・可動性
　・脆弱性
b）腫瘍周囲の状態
　・発症部位：重要臓器・血管・神経に近接，解剖学的重要性
　・周囲の瘢痕化
　・易出血性
　・感染
c）患者側の要因
　・幼児，認知症，性格などによる術中の体位保持困難
　・基礎疾患や内服薬(抗血小板薬)の服用

クリングハウゼン斑に伴うびまん性神経線維腫では，病変が巨大なために完全切除が困難で，腫瘍内で切除縫縮せざるを得ない場合がある．また，周囲の皮膚が一見正常に見えても，真皮以下の組織が神経線維腫に置換されている場合もあり，組織が脆弱であるために真皮縫合が緩んだり外れたりしやすい．術中の大量出血のみならず，術後の縫合部離解や皮下血腫を生じやすく，良性腫瘍切除としては最も難易度が高く注意を要するものの1つである．切除術中の大量出血を避けるためには，術前の栄養血管に対する経動脈的カテーテル塞栓術(TAE)や，術中の外科手術用エネルギーデバイスの使用(保険適用なし)を検討する．術前の自己血貯血による自己血輸血の準備が必要となる場合もある．

　b）特殊な脂肪腫

　脂肪腫は皮下(浅在)発生例と深部発生例の2型があり，質的診断や局在診断には，エコーやCT，MRIなどが有用である．腫瘍の圧排による筋の菲薄化によって筋が視認されにくい場合には，浅在性と誤認されることがある．

　(1)筋肉内脂肪腫：皮下の骨格筋内に脂肪腫が生じることがあるが，筋束を分けて深部の腫瘍にアプローチする必要がある．筋線維間にいわゆる「霜降り」様に腫瘍が浸潤増殖している場合には，完全摘出のために筋肉の一部を含めた切除が必要となるが，出血を避けるためにも必ずしもすべてを摘出しなければならないわけではない．いずれにしても，多くは全身麻酔下での手術が必要である．

　(2)前額・前頭部脂肪腫：前額・前頭部は脂肪腫の好発部位だが，他の部位に生じるものとは異なり，深部(帽状腱膜と骨膜の間)に発生することが多い．

まとめ

　皮膚においては腫瘍を直視でき，局所麻酔で比較的容易に切除できるという利点がある．逆に言うと，肉眼で視認できるということは，それだけ

患者自身が手術の結果を自身で判断できると言うことであり，確実な切除ときれいな仕上がりが求められることとなる．このため，皮膚外科を志す皮膚科医は，腫瘍切除に関する外科的手技のみならず，術前の評価から術後処置まで，一貫した知識と技能を獲得，維持するよう，常に研鑽していかなければならない．

文　献

1) Academy of Medical Royal Colleges：Removal of benign skin lesions.
   https://ebi.aomrc.org.uk/interventions/removal-of-benign-skin-lesions/
2) Borges AF：Relaxed skin tension lines. *Dermatol Clin*, **7**：169-177, 1989.

MB Derma, **357**：26-34, 2025.

◆特集／皮膚外科 Basic & Advance

皮膚悪性腫瘍の手術療法

中村泰大* 小泉 滋**

Key words：メラノーマ（melanoma），有棘細胞癌（squamous cell carcinoma），基底細胞癌（basal cell carcinoma），乳房外 Paget 病（extramammary Paget disease），隆起性皮膚線維肉腫（dermato-fibrosarcoma protuberans）

Abstract 皮膚悪性腫瘍の手術療法は，遠隔転移のない症例の大半に推奨・適応される標準療法である．一方で，原発巣に対する側方マージンは，がん種ごとの病期や，がん種で定義されたリスク因子などで大きく異なる．また，深部マージンについては，明確な科学的根拠をもって推奨されたマージンが存在しないがん種も多い．欧米を中心に進んできた手術療法の標準化についても，近年東アジアから発信されるエビデンスに基づき，手術療法は少しずつ変化してきている．本稿では原発巣切除に焦点を当て，各皮膚悪性腫瘍におけるガイドライン上の側方・深部マージンの推奨やその根拠，東アジア系人種へのガイドライン適用の考え方とそのエビデンスにつき概説する．

はじめに

これまでの臨床研究によるエビデンス集積により，皮膚悪性腫瘍への手術療法は刻々と変化してきた．皮膚悪性腫瘍における各がん種により，原発巣切除への側方・深部マージンやリンパ節手術の適用は異なり，かつ縮小化している．加えて近年の東アジアからの臨床研究結果の発信により，今後手術療法も白色人種とは異なる方針が構築されていく可能性が高い．本稿では原発巣切除に焦点を当て，各皮膚悪性腫瘍におけるガイドライン（2024 年 12 月 20 日現在）での推奨側方・深部マージンとその科学的根拠，東アジア系人種へのガイドライン適用の考え方とそのエビデンスにつき概説する．

手術療法を行うに当たってのアセスメント

手術療法の適応を決定するうえで遠隔転移がな

* Yasuhiro NAKAMURA, 〒350-1298 日高市
  山根 1397-1 埼玉医科大学国際医療センター
  皮膚腫瘍科・皮膚科，教授
** Shigeru KOIZUMI, 同，助教

いことが重要である．悪性黒色腫においては原発巣が浸潤性病変であれば，一律に全身 CT による遠隔転移の精査を行う．領域リンパ節転移の有無はまず触診により確認し，触診によりリンパ節転移が疑われる場合は，リンパ節郭清が可能かどうかを触診や画像所見で判断する．手術が可能と判断されたら，各がん種における側方マージン，深部マージンにつき，ガイドラインでの設定マージンとその適用について考慮するが，以下にそれぞれのがん種での考え方につき述べる．

悪性黒色腫

皮膚悪性腫瘍のなかでも複数の前向き臨床試験を含み，最もエビデンスが集積されたうえで手術療法の標準化が整備されている．一方で，我々東アジア系人種に多い末端型黒色腫（acral mela-noma：AM）へのエビデンスは後ろ向き研究に留まる．しかしながら東アジアからのエビデンス発信は近年徐々に増加，集積してきている．

1．側方マージン

局所制御および予後改善を期待して，以前は

表 1. NCCN ガイドライン，本邦ガイドラインにおける原発巣の推奨側方マージン

TT	側方マージン （本邦ガイドライン）	側方マージン （NCCN ガイドライン）
In situ	0.3〜0.5 cm	0.5〜1 cm
≤1.0 mm	1 cm	1 cm
1.01〜2 mm	1〜2 cm	1〜2 cm
2.01〜4 mm	2 cm	2 cm
>4 mm	2 cm	2 cm

TT：腫瘍の厚さ

5 cm マージンして切除するのが定型術式であった[1]．一方で，本疾患の予後は治療時の腫瘍の厚さ（tumor thickness：以下，TT）と相関し，広範な側方マージン切除でも局所再発発生頻度（local recurrence rate：以下，LRR），無病生存期間（relapse-free survival：以下，RFS），全生存期間（overall survival：以下，OS）は改善しないことが複数のランダム化比較試験にて明らかとなった[2〜8]．これらの臨床試験結果を踏まえた現在の National Comprehensive Cancer Network（NCCN）ガイドライン[9]，本邦ガイドライン[10]での側方マージンを**表1**に示す．*in situ* 病変のみ切除マージンに乖離があり，NCCN ガイドラインでは 5〜10 mm のマージンが推奨されている．2012 年の大規模前向き比較試験で，6 mm マージンよりも 9 mm マージンで切除断端陰性率が改善していることによる[11]．一方，本邦ガイドラインでは，1996 年の Bartoli ら[12]の 3 mm と 3 mm 超のマージンの比較した非ランダム化比較試験で両群間の LRR に差がなかったため，3 mm マージンも推奨としている．

2．深部マージン

局所制御や予後改善を期待して，以前は下床の深筋膜を含めて切除するのが一般的であった．2013 年に深筋膜切除群と深筋膜温存群を比較した後ろ向き研究[13]が報告され，深筋膜切除群のほうがリンパ節転移の危険度が 2.5 倍高かった．しかし本研究では深筋膜切除群のほうが TT の厚い症例が多く，著しい選択バイアスよる影響があることから，現在の NCCN ガイドライン[9]でも深筋膜上での深部マージンが適当と脚注で記載されている．しかしながら，体表から深筋膜までの距離は解剖学的部位や患者の肥満度により大きく差がある．TT や腫瘍の浸潤程度を考慮せずに一律に深筋膜上を深部マージンとする意義は極めて低く，腫瘍の浸潤程度に応じて深部マージンは柔軟に決定すべきものと考える．

3．臨床病型による側方・深部マージンの検証

前述の切除マージン研究は，その対象の大半が白色人種であり，日本人を含めた東アジア系人種はほとんど含まれておらず，NCCN ガイドライン[9]でも AM はこれらの研究で検証されていないと言及している．今日では臨床病型による顕著な免疫学的・分子生物学的差異が報告されている[14]にもかかわらず，AM については現行のガイドライン推奨を外挿して手術しているのが現状であり，今後東アジアからの研究発信に基づき，独自のマージン設定を検証する必要がある．

a）掌蹠悪性黒色腫

ほかの病型と異なり，浸潤病変の周囲に *in situ* 病変が混在する大きな病変で，かつ境界が不明瞭な場合も多く，側方マージン設定にも苦慮するが，側方マージンに関する後ろ向き研究は徐々に増えている．日本人の AM 100 例を含む後ろ向き研究[15]では，TNM 分類における T1〜T3 症例で NCCN ガイドライン推奨側方マージンよりも縮小マージン切除で死亡率は上昇しなかった一方で，T4 症例では死亡率は上昇するとの結果であった．pT3〜4 症例を含む大規模後ろ向き研究[16)17]では，NCCN ガイドラインより縮小マージンである 1〜2 cm マージンでの切除で OS の低下はなかったと報告された．少なくとも掌蹠 AM では NCCN

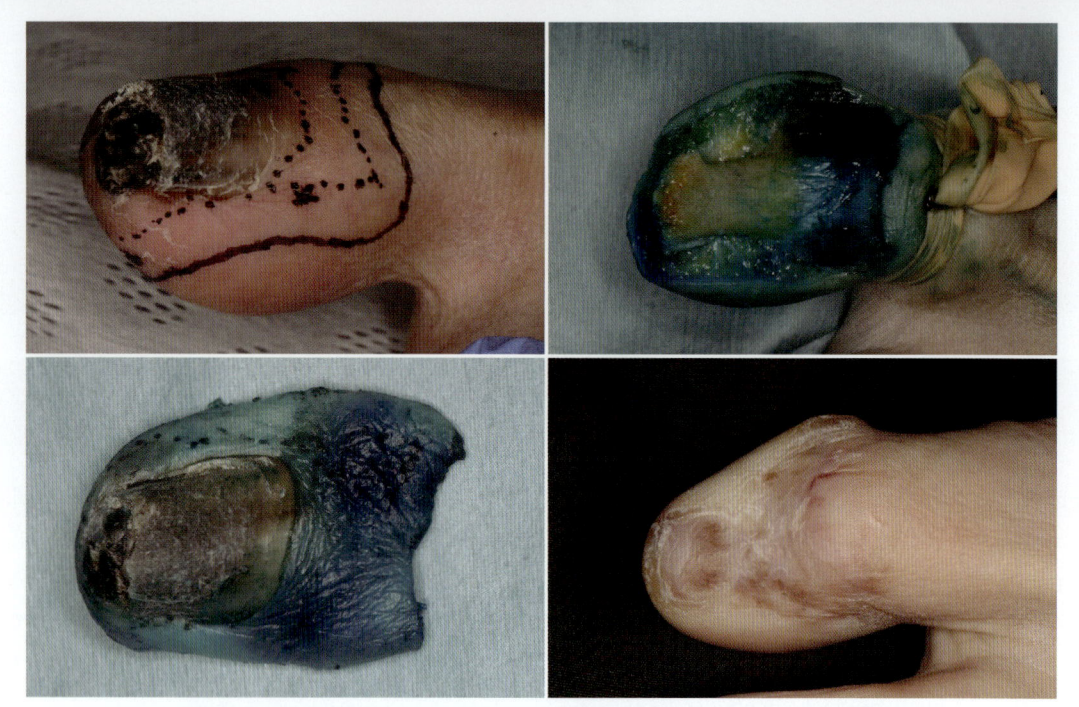

図 1．JCOG1602 における浸潤性爪部悪性黒色腫に対する骨温存切除術

a：術前デザイン．点線が病変範囲および爪母縁，実線が 5～10 mm の側方マージン
b：腫瘍切除直後
c：切除後の検体．側方，深部ともに断端陰性
d：植皮後 2 年の臨床所見．再発転移なく経過

a	b
c	d

ガイドラインよりも縮小マージン切除でも予後に影響しない可能性がある．

　深部マージンについても，現行のガイドラインでの解釈を掌蹠 AM に外挿すると脂肪層全層を含むこととなる．これまで大規模臨床研究は皆無であったが，近年日本皮膚外科学会主導の国内多機関共同後ろ向き研究[18]にて，足底悪性黒色腫では傾向スコアマッチング後の脂肪組織内切除と脂肪組織を超える切除の 2 群間の比較で，無局所再発生存期間（LRFS），RFS，OS ともに有意差がなかったと報告された．少なくとも足底においては，深部マージンは脂肪組織内が十分である可能性を示唆している．

b）爪部悪性黒色腫

　現行のガイドラインに従うと，TT によっては広い側方マージンのために指趾の皮膚は全周性で欠損し，加えて解剖学的に下床の末節骨や腱付着部までの距離が狭いため，漠然と末節骨温存が困難と判断され，切断術が行われることが多い．し

かし，爪部メラノーマの切断検体を用いた腫瘍最深部-末節骨間距離を計測した研究[19]では，理論的に末節骨温存が十分可能な症例も多いことが報告されている．近年では縮小側方・深部マージン（側方：0.5～1 cm，深部：末節骨直上）で原発巣を切除して指趾温存しても，LRR や RFS，OS に影響しなかったという症例報告[20]~[22]や症例集積研究[23]が報告されている．そのため，現在日本臨床腫瘍グループ（Japan Clinical Oncology Group：JCOG）にて，指趾骨温存手術（図 1）に関する世界初の前向き臨床試験である JCOG1602 試験（J-NAIL study）[24]が進行中で，術式の非劣性，安全性につき検証中である．

有棘細胞癌

　原発巣切除におけるマージンについて前向き研究は存在しない．病理組織所見に関する研究にてガイドライン推奨マージンが設定されているのみであり，切除後の生命予後については検討されて

表 2. NCCN ガイドラインにおける有棘細胞癌リスク分類（日本語訳）と推奨側方マージン

	低リスク	高リスク	超高リスク
臨床所見			
腫瘍の位置・大きさ	体幹・四肢 ≦2 cm	体幹・四肢 >2 cm～≦4 cm 頭頸部，手足，前脛骨面，外陰・肛門周囲 ≦4 cm	あらゆる部位 >4 cm
病変境界	明瞭	不明瞭	
初発病変・再発病変	初発病変	再発病変	
免疫抑制	なし	あり	
放射線照射・慢性炎症	なし	あり	
急速な腫瘍増大	なし	あり	
神経症状	なし	あり	
病理所見			
分化度	高分化～中分化		低分化
病理学的特徴	なし	Acantholytic（adenoid），adenosquamous or metaplastic（carcinosarcomatous）subtypes	desmoplastic
腫瘍の厚さ または浸潤レベル	<2 mm かつ 脂肪層を超える浸潤なし	2～6 mm	>6 mm または脂肪層を超える浸潤
神経周囲浸潤	なし	あり	真皮より深部の神経鞘への浸潤または≧0.1 mmのサイズでの浸潤
リンパ管または血管侵襲	なし		あり
推奨側方マージン	4～6 mm	≧7 mm	≧7 mm
	Mohs 手術または peripheral and deep en face margin assessment（PDEMA）		

いない．メラノーマに比べるとエビデンスは弱く．また，アジア系人種での後ろ向き研究では欧米とは異なる研究結果も出ており，今後マージン設定に関するさらなる研究を要する領域である．

1. 側方マージン

現行の NCCN ガイドライン[25]では，臨床・病理所見に基づき低リスク群，高リスク群，超高リスク群の3つのリスク群に分類されたのち，低リスク群では4～6 mm，高リスク群，超高リスク群ではさらに広い側方マージン（一般には 7 mm 以上と解釈）が推奨されている（**表 2**）．また，いずれのリスク群でも Mohs 手術あるいは切除面全周性の病理評価（peripheral and deep en face margin assessment：PDEMA）に基づいた切除も推奨されている．この Mohs 手術と PDEMA は本邦ではほとんど普及していないこともあり，本邦ガイドライン[26]では，NCCN ガイドラインにおけるリスク群改訂前の2つのリスク群（低リスク，高リスク群）において，低リスク群で4～6 mm，高リスク

群で6～10 mm を推奨している．

上記ガイドライン推奨の骨子となる研究は Brodland らによる白色人種を対象とした側方マージンにおける臨床および病理所見との差異を検証した研究[27]で，境界明瞭な2 cm 未満の原発巣では4 mm マージンで95％が断端陰性，2 cm 超の原発巣では6 mm マージンで95％が断端陰性になると報告している．高リスク群，超高リスク群における側方マージン設定の根拠は Mohs 手術において，断端陰性となるまでに要した距離を報告した複数の研究[28]～[31]に基づいている．一方で，NCCN ガイドライン[25]の見解としては，上記研究結果では必要なマージン幅に大きな差があるため，高リスク群，超高リスク群での固定側方マージンの設定は困難としている．

2. 深部マージン

現在 NCCN ガイドラインおよび本邦ガイドラインでも固定された深部マージンについては明確な言及はない．悪性黒色腫と異なり，有棘細胞癌

表 3. NCCN ガイドラインにおける基底細胞癌リスク分類（日本語訳）と推奨側方マージン

	低リスク	高リスク
臨床所見		
腫瘍の位置・大きさ	体幹・四肢　≦2 cm	低リスクの条件以外の位置・大きさ
病変境界	明瞭	不明瞭
初発病変・再発病変	初発病変	再発病変
免疫抑制	なし	あり
放射線照射	なし	あり
病理所見		
サブタイプ	結節型，表在型	低リスクの条件以外のサブタイプ
神経周囲浸潤	なし	あり
推奨側方マージン	4 mm	≧5 mm Mohs 手術または peripheral and deep en face margin assessment（PDEMA）

の浸潤程度は症例により大きく異なるため，一律に深部マージンを標準化することは困難である．少なくとも NCCN ガイドライン[25]においては，Mohs 手術あるいは PDEMA により病理評価をしながら深部断端陰性を確保すると解釈される．

3．東アジア系人種における至適側方マージンは？

現行の NCCN ガイドラインのリスク分類では大半が高リスク，あるいは超高リスク群に分類されてしまい，実質大半の有棘細胞癌は6〜7 mm 以上の側方マージンを有することになる．一方，日本人高リスク，および超高リスク有棘細胞癌1,000 例を対象としたガイドライン推奨側方マージンと縮小側方マージンの予後を比較した後ろ向き研究[32]では，両群間の LRFS，RFS，OS に統計学的有意差はなかったと報告している．一方で，超高リスク群で縮小側方マージンを適用すると有意に断端陽性率が高くなるとも報告しており，少なくとも日本人高リスク群における縮小側方マージンは今後検討の対象になると思われる．

基底細胞癌

本症は皮膚悪性腫瘍のなかで最も人種差が手術療法に反映される．白色人種の基底細胞癌は無色素性で病変境界が不明瞭な症例が多いため，病変境界設定がしにくい一方で，東アジア系人種の基底細胞癌は有色素性で病変境界が明瞭な症例が多

く，病変境界を正しく設定できる．そのため，側方マージンも白色人種より縮小できる可能性の高い領域である．

1．側方マージン

現行の NCCN ガイドライン[33]では臨床・病理所見に基づいた低リスク群，高リスク群の2つのリスク群に分類されたのち，低リスク群では4 mm，高リスク群ではさらに広いマージン（一般には5 mm 以上と解釈）での切除が推奨されている．また，高リスク群で Mohs 手術あるいは PDEMA に基づいた切除も推奨されている（**表 3**）．前述の通り，この2つの手法は本邦ではほとんど普及していない．一方本邦のガイドライン[34]では，病理組織学的に断端陰性が確保できていればその距離が近接していても追加切除しないことを提案している．しかしながら，切除時の具体的な側方マージンについては東アジア系人種対象の側方マージン研究について十分なエビデンスが集積していないため，NCCN ガイドラインに準拠するとしている．

2．深部マージン

有棘細胞癌の深部マージンと同様，現在 NCCN ガイドラインおよび本邦ガイドラインでも固定の深部マージンについては明確な言及はない．少なくとも NCCN ガイドライン[25]においては，Mohs 手術あるいは PDEMA により病理評価をしながら深部断端陰性を確保するとものと解釈される．本邦では Mohs 手術，PDEMA ともにほとんど普

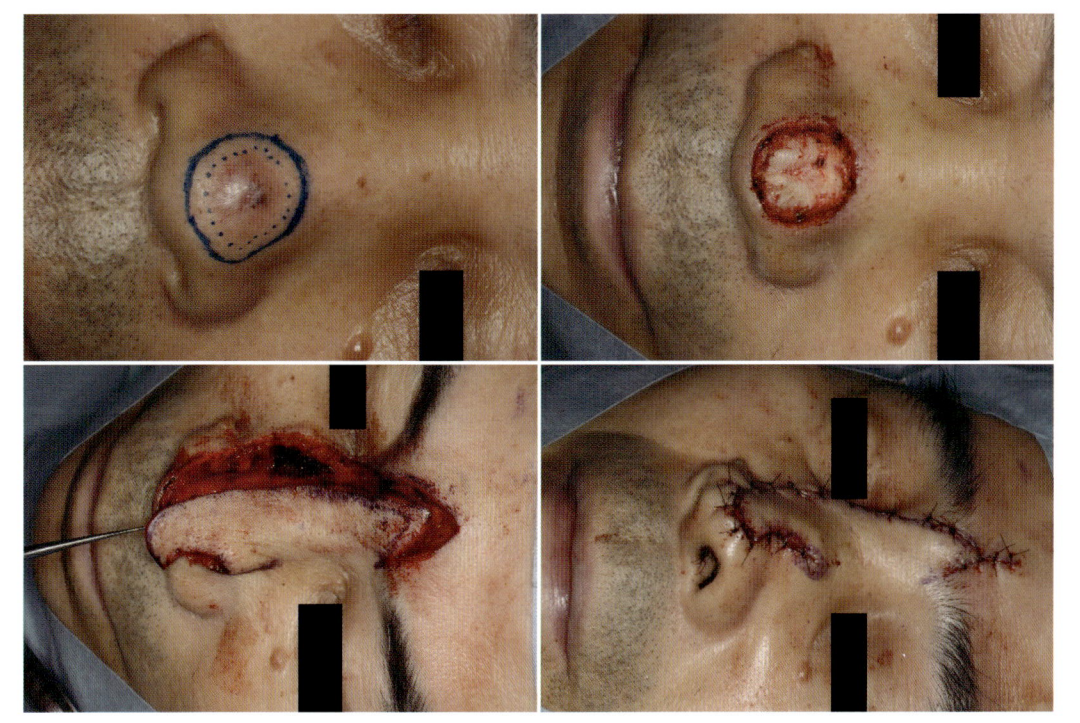

a	b
c	d

図 2. JCOG2005 における頭頸部基底細胞癌に対する縮小側方マージン切除
a：術前デザイン．境界不明瞭例に対する 3 mm マージン切除．点線が腫瘍境界，
　実線が側方マージン
b：腫瘍切除直後．外鼻翼軟骨膜上で切除
c：Axial frontonasal flap で再建
d：再建直後

及していなことから，超音波検査や反射共焦点顕微鏡，光干渉断層法による深部浸潤の評価が深部マージン設定に参考になるとしている．

3．東アジア系人種における至適マージンは？

a）側方マージン

近年，本邦から複数の後ろ向き研究[35]~[37]が報告されている．病変境界明瞭・不明瞭例，有色素性・無色素性病変，リスク群など，一定の区分けや症例選択は必要となるものの，大半の病変では 2~3 mm マージンで，ガイドラインレベルとして許容される 95％以上の切除断端陰性率が得られている[35]~[37]．このように欧米のガイドラインに比して，より縮小した側方マージンが標準治療として確立できる可能性があり，現在，JCOG にて日本人頭頸部初発基底細胞癌を対象とした初の前向き臨床試験である JCOG2005 試験（J-BASE-MARGIN study）[38]が進行中で，縮小側方マージン切除（腫瘍境界明瞭例：2 mm，腫瘍境界不明瞭例：3 mm）の非劣性，安全性につき検証中である（図 2）．

b）深部マージン

複数の後ろ向き研究のなかでも，日本人を対象とした大規模後ろ向き研究として，718 例の顔面基底細胞癌の至適深部マージンを解析した報告[39]がある．腫瘍径と解剖学的部位で基底細胞癌の深部浸潤は異なるため，それに応じた深部マージンを設定すべきとの結論であった．眼瞼，鼻部以外に生じた 10 mm 未満の病変では脂肪組織内での切除で深部断端陽性率は 1％と低かった．また，鼻部に生じた 10 mm 以上の病変，眼瞼に生じた病変は腫瘍径にかかわらず，下床の筋浸潤例が多いため，眼輪筋を含めた切除が好ましいとの結論であった．上記の JCOG2005 でも深部マージンおよび断端陰・陽性の有無は前向きにデータを集積しているため，本試験結果からも至適深部マージンの推奨決定が期待される．

乳房外 Paget 病

病変境界が不明瞭な症例や女性発生例における腟側，肛門周囲例における肛門側など，側方マージン設定が困難な症例も少なくない．一方で，深部マージンで陽性となる症例はほとんど経験せず，側方マージンの設定が議論の中心となる．

1．側方マージン

現行の海外ガイドライン[40]では，Mohs 手術や PDEMA による margin-controlled surgery を推奨している．側方マージンに関する10,178例のメタアナリシスにて，通常の拡大切除に比べて Mohs 手術や PDEMA のほうが，局所再発率が低い（37.0% vs. 11.2%，18.7%）ことがその推奨根拠と考えられる．しかしながら，一般に乳房外 Paget 病は病変のサイズが大きく，術中断端評価としての上記手段の適応は現実的には難しい．実際に上記メタアナリシスでも Mohs 手術，PDEMA は全体の 10% 未満の症例でしか施行されておらず，固定マージンによる拡大切除は 90% 以上の症例に行われ，その側方マージンでの中央値は 1.9 cm と報告されている．

本邦ガイドライン[41]では，病変境界が明瞭な箇所は 1 cm の側方マージンとしている．1 cm の側方マージンで切除された病変境界明瞭な 46 例の後ろ向き研究[42]で，臨床・病理間における病変境界設定の誤差が小さく局所再発がなかったとの報告を根拠としている．一方，病変境界が不明瞭な箇所では，本邦で Mohs 手術や PDEMA が普及していないことも加味したうえで，マッピング生検が実臨床に適した検査法としている[41]．実際，女性外陰部や肛門周囲に生じた病変の粘膜側，主病巣から離れた不完全脱色素斑では病変境界設定が困難であり，マッピング生検による病理診断を参考にすることは合理的ではある．具体的なマッピング生検の病変境界からの距離については，確固たるエビデンスはないものの，1 cm 程度が推奨されている[41]．

2．深部マージン

in situ 病変でも皮膚付属器に沿って進展し，浸潤例では真皮から皮下脂肪組織に浸潤し得るため，少なくとも脂肪層や肉様膜で切除する必要がある．海外ガイドライン[40]では前述の通り，Mohs 手術や PDEMA による margin-controlled surgery を推奨しているものの，面積の広い深部マージンを上記方法ですべて評価するのは非常に労力を要し，本邦の現状にはそぐわないものと考えられる．本邦ガイドライン[41]では，真皮内浸潤を生じている症例では筋膜レベルの切除が推奨されている，としているが，この筋膜が脂肪層内にある superficial fascia を示すのか，男性外陰の場合に肉様膜を示すのかは不明である．一般的にはよほど皮下脂肪組織深部への浸潤がない限りは，上記を深部マージンとすれば断端陽性になることはないと思われる．

今後の展望

いずれのがん種も原発巣のマージン設定のエビデンスは弱く，その推奨度も弱い現状である．今後本邦患者に適切な手術療法を確立するためにも，東アジア系人種を対象としたさらなる質の高い後ろ向き研究や前向き検証試験が必要となる．

謝　辞

本稿の内容の一部は日本医療研究開発機構（Japan Agency for Medical Research and Development：AMED，課題管理番号：24ck0106938h0001および 24ck0106765h0003）および日本皮膚外科学会学術研究奨励賞による支援を受けた．

文　献

1) Eedy DJ：Surgical treatment of melanoma. *Br J Dermatol*, **149**：2-12, 2003.
2) Cascinelli N, et al：Immediate or delayed dissection of regional nodes in patients with melanoma of the trunk：a randomised trial. WHO Melanoma Programme. *Lancet*, **351**：793-796, 1998.
3) Cohn-Cedermark G, et al：Long term results of

a randomized study by the Swedish Melanoma Study Group on 2-cm versus 5-cm resection margins for patients with cutaneous melanoma with a tumor thickness of 0.8-2.0 mm. *Cancer*, **89**：1495-1501, 2000.

4) Balch CM, et al：Long-term results of a prospective surgical trial comparing 2 cm vs. 4 cm excision margins for 740 patients with 1-4 mm melanomas. *Ann Surg Oncol*, **8**：101-108, 2001.

5) Khayat D, et al：Surgical margins in cutaneous melanoma(2 cm versus 5 cm for lesions measuring less than 2.1-mm thick). *Cancer*, **97**：1941-1946, 2003.

6) Gillgren P, et al：2-cm versus 4-cm surgical excision margins for primary cutaneous melanoma thicker than 2 mm：a randomised, multicentre trial. *Lancet*, **378**：1635-1642, 2011.

7) Thomas JM, et al：Excision margins in high-risk malignant melanoma. *N Engl J Med*, **350**：757-766, 2004.

8) Hayes AJ, et al：Wide versus narrow excision margins for high-risk, primary cutaneous melanomas：long-term follow-up of survival in a randomised trial. *Lancet Oncol*, **17**：184-192, 2016.

9) NCCN Clinical Practice Guidelines in Oncology (NCCN Guidelines®)Melanoma Version 2. 2024. https://www.nccn.org/professionals/physician_gls/pdf/cutaneous_melanoma.pdf.(2024 年 5 月 4 日）

10) 土田哲也ほか：日本皮膚科学会ガイドライン　皮膚悪性腫瘍ガイドライン．日皮会誌, **125**：5-75, 2015.

11) Kunishige JH, et al：Surgical margins for melanoma in situ. *J Am Acad Dermatol*, **66**：438-444, 2012.

12) Bartoli C, et al：Clinical diagnosis and therapy of cutaneous melanoma in situ. *Cancer*, **77**：888-892, 1996.

13) Grotz TE, et al：Preservation of the deep muscular fascia and locoregional control in melanoma. *Surgery*, **153**：535-541, 2013.

14) Bastian BC：The molecular pathology of melanoma：an integrated taxonomy of melanocytic neoplasia. *Annu Rev Pathol*, **9**：239-271, 2014.

15) Ito T, et al：Narrow-Margin Excision for Invasive Acral Melanoma：Is It Acceptable? *J Clin Med*, **9**(7)：2266, 2020.

16) Lino-Silva LS, et al：Recurrence rate and survival implications of surgical margins in patients with acral melanoma. Is a wide margin necessary? *Gac Med Mex*, **159**：38-43, 2023.

17) Sun W, et al：Surgical resection margin for T3-T4 primary acral melanoma：a multicenter retrospective cohort study. *Arch Dermatol Res*, **315**：2305-2312, 2023.

18) Koizumi S, et al：Prognosis of deep margin excisions within or beyond subcutaneous fat for invasive acral melanoma of the sole：A multi-institutional retrospective study. 2024 American Society of Clinical Oncology Annual Meeting, abst no. 9582.

19) Nakamura Y, et al：Tumor-to-bone distance of invasive subungual melanoma：an analysis of 30 cases. *J Dermatol*, **41**：872-877, 2014.

20) Rayatt SS, et al：Thumb subungual melanoma：is amputation necessary? *J Plast Reconstr Aesthet Surg*, **60**：635-638, 2007.

21) Cohen T, et al：Subungual melanoma：management considerations. *Am J Surg*, **195**：244-248, 2008.

22) Smock ED, et al：Reconstruction of a thumb defect with Integra following wide local excision of a subungual melanoma. *J Plast Reconstr Aesthet Surg*, **63**：e36-e37, 2010.

23) Nakamura Y, et al：Effects of non-amputative wide local excision on the local control and prognosis of in situ and invasive subungual melanoma. *J Dermatol*, **42**：861-866, 2015.

24) Nakamura Y, et al：Confirmatory trial of non-amputative digit preservation surgery in subungual melanoma：JCOG1602(J-NAIL study). *J Clin Oncol*, **36**：(suppl；abstr TPS9607), 2018.

25) NCCN Clinical Practice Guidelines in Oncology (NCCN Guidelines®)Squamous Cell Skin Cancer Version 1. 2024. https://www.nccn.org/professionals/physician_gls/pdf/squamous.pdf.(2024 年 5 月 4 日）

26) Ansai SI, et al：Japanese Dermatological Association Guidelines：Outlines of Guidelines for Cutaneous Squamous Cell Carcinoma 2020. *J Dermatol*, **48**：e288-e311, 2021.

27) Brodland DG, et al：Surgical margins for excision of primary cutaneous squamous cell carcinoma. *J Am Acad Dermatol*, **27**：241-248, 1992.

28) Leibovitch I, et al : Cutaneous squamous cell carcinoma treated with Mohs micrographic surgery in Australia I. Experience over 10 years. *J Am Acad Dermatol*, **53** : 253-260, 2005.

29) Pugliano-Mauro M, et al : Mohs surgery is effective for high-risk cutaneous squamous cell carcinoma. *Dermatol Surg*, **36** : 1544-1553, 2010.

30) Batra RS, et al : Predictors of extensive subclinical spread in nonmelanoma skin cancer treated with Mohs micrographic surgery. *Arch Dermatol*, **138** : 1043-1051, 2002.

31) Schell AE, et al : Suggested excisional margins for cutaneous malignant lesions based on Mohs micrographic surgery. *JAMA Facial Plast Surg*, **15** : 337-343, 2013.

32) Baba N, et al : Narrower clinical margin in high or very high-risk squamous cell carcinoma : a retrospective, multicenter study of 1,000 patients. *J Dtsch Dermatol Ges*, **20** : 1088-1099, 2022.

33) NCCN Clinical Practice Guidelines in Oncology (NCCN Guidelines®) Basal Cell Skin Cancer Version 3. 2024.
https://www.nccn.org/professionals/physician_gls/pdf/nmsc.pdf.(2024 年 5 月 4 日)

34) Hoashi T, et al : Japanese Dermatological Association guidelines : Outlines of Japanese clinical guidelines for basal cell carcinoma 2021. *J Dermatol*, **51** : e90-e105, 2024.

35) Ito T, et al : Narrow-margin excision is a safe, reliable treatment for well-defined, primary pigmented basal cell carcinoma : an analysis of 288 lesions in Japan. *J Eur Acad Dermatol Venereol*, **29** : 1828-1831, 2015.

36) Nakamura Y, et al : Evaluation of the appropriate surgical margin for pigmented basal cell carcinoma according to the risk factors for recurrence : a single-institute retrospective study in Japan. *J Eur Acad Dermatol Venereol*, **32** : e453-e455, 2018.

37) Nakamura Y, et al : 2-mm surgical margins are adequate for most basal cell carcinomas in Japanese : a retrospective multicentre study on 1000 basal cell carcinomas. *J Eur Acad Dermatol Venereol*, **34** : 1991-1998, 2020.

38) Nakamura Y, et al : Confirmatory trial of narrower side margin excision for head and neck basal cell carcinoma in the Japanese (East Asian) population : JCOG2005 (J-BASE-MARGIN), 2022 American Society of Clinical Oncology Annual Meeting, abst no. TPS9604.

39) Matsushita S, Nakamura Y, et al : Prediction of the invasive level of basal cell carcinomas in the facial area : Analysis of 718 Japanese cases. *J Dermatol Sci*, **99** : 152-157, 2020.

40) Kibbi N, et al : Evidence-Based Clinical Practice Guidelines for Extramammary Paget Disease. *JAMA Oncol*, **8** : 618-628, 2002.

41) 吉野公二ほか：皮膚悪性腫瘍ガイドライン第 3 版 乳房外パジェット病診療ガイドライン 2021. 日皮会誌, **131**(2), 225-244, 2021.

42) Murata Y, et al : Extramammary Paget's disease of the genitalia with clinically clear margins can be adequately resected with 1 cm margin. *Eur J Dermatol*, **15** : 168-170, 2005.

MB Derma, **357** : 35-45, 2025.

◆特集／皮膚外科 Basic & Advance

眼瞼や頬の手術

大芦孝平*

Key words：手術(surgery)，眼瞼(eyelid)，頬部(cheek)，皮膚がん(skin cancer)，再建(reconstruction)

Abstract 　眼瞼は皮膚・眼輪筋からなる前葉と，瞼板・眼瞼結膜からなる後葉により構成され，遊離縁となっている．機能的には眼球を保護する役割があり，導涙機構にも深く関与している．形態的には非常に目につきやすい部位であり，整容面に大きな影響を与える．全層欠損の場合，欠損幅が眼瞼の 1/4 までであれば縫縮可能であるが，欠損幅がそれ以上の場合には何らかの再建を要する．

　頬部は小さな欠損であれば自然皺壁(Kraissl 線)に沿った単純縫縮が基本であり，中程度の欠損の場合は局所皮弁の適応となる．ある程度大きな欠損の場合は全層植皮などで再建することが多い．

　いずれの部位も高齢者と若年者では許容される変形の度合いに違いがある．若年者では縫合の際の牽引によって生じる瞼裂や外鼻の変形が問題となるが，高齢者では数か月程度の経過で改善することが多い．

　実際の症例を供覧しながら眼瞼・頬部の手術について解説を行う．

はじめに

　眼瞼や頬部では，たとえ皮膚のみを操作する術式であっても，適切な切除，再建法を選択するためには，皮膚の構造だけではなく顔面骨など深部の構造も熟知しておく必要がある．実際の手術例を供覧しながら注意点や再建法の選択について概説する．

眼　瞼

1．眼瞼の解剖(図 1)

　眼瞼は遊離縁で表と裏，すなわち前葉と後葉で構成されている．前葉は眼窩外の組織で上皮は皮膚であり，その下に眼輪筋が存在する．後葉は眼窩内の組織で上皮は結膜と名付けられた粘膜であり，その内部には瞼板が存在し遊離縁の支持組織

* Kohei OASHI，〒362-0806 埼玉県北足立郡伊
　奈町大字小室 780　埼玉県立がんセンター皮膚
　科，副部長

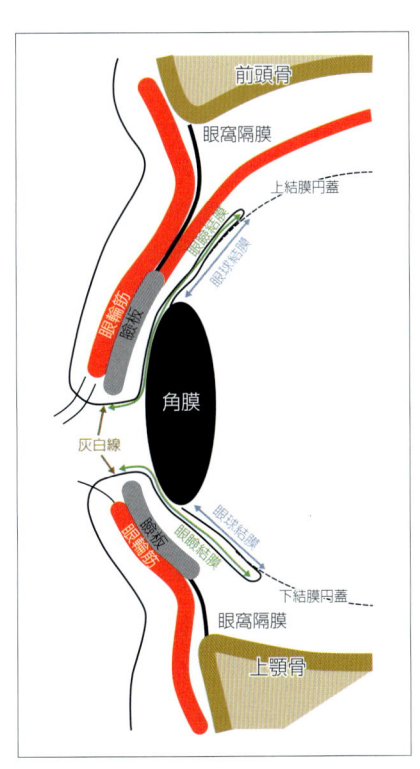

図 1．眼瞼の矢状断
眼窩隔膜より体表側の眼輪筋と皮膚が前葉，眼窩隔膜より奥の瞼板と眼瞼結膜が後葉となる．灰白線が瞼縁での皮膚と結膜の境界となる．

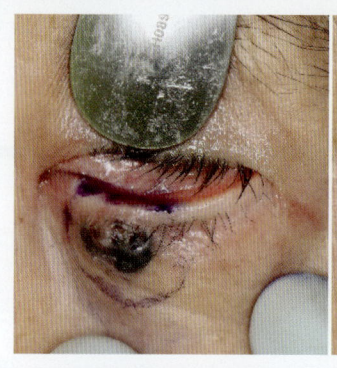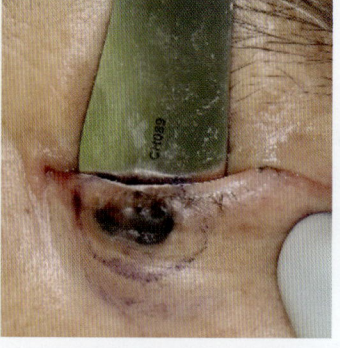

図 2. 下眼瞼基底細胞癌の術中にエーゲル氏角板を使用しているところ
生食などで濡らすと滑りやすくなりスムーズに挿入できる.

となっている. 眼窩隔膜は顔面骨の骨膜から連続して骨性眼窩に蓋をするように存在し, 眼窩の内外, すなわち眼瞼の前葉と後葉を隔てる. 瞼縁では灰白線 (gray line) が前葉と後葉, すなわち皮膚と粘膜の境界に相当する. 瞼縁より頭側の眼瞼を上眼瞼, 足側の眼瞼を下眼瞼と呼ぶが, 正中側の内眼角, 外側の外眼角で連続している. 機能的には眼球を保護する役割があり, 導涙機構にも深く関与している. 形態的には非常に目につきやすい部位であり, 整容面に大きな影響を与える.

2. 眼瞼の手術における基本的な考え方

前葉のみの欠損なのか, 後葉まで及ぶ全層の欠損なのかによって再建法が異なる. 前葉のみの欠損であれば通常の皮膚の再建のみでよく, 植皮や局所皮弁などのなかから整容性と機能性に配慮したうえで適した方法を選択する. 眼瞼の皮膚は非常に薄いため, 厚い材料で再建すると bulky になりやすく, 反対側の眼瞼や周囲の組織を donor とした再建が整容的に良い結果が得られやすい.

後葉まで及ぶ全層欠損の場合, 欠損幅が眼瞼幅の 1/4 までであれば縫縮が可能である. 欠損幅が眼瞼幅の 1/4 を超えると何らかの再建を要し, その場合は前葉・後葉の双方をそれぞれ再建する. その際には前葉・後葉少なくとも一方は再建材料に血流のある組織を用いる必要がある. 前葉を皮弁で再建し, 後葉を粘膜や軟骨の free graft で再建することが一般的である.

眼瞼の手術の際には眼球の保護, 切開時のテンション確保のため, 角板 (**図 2**) を用いると格段に手術操作が行いやすくなる. 局所麻酔で手術を行う場合でも点眼麻酔を併用することで問題なく使用できる.

a) 前葉のみの欠損

眼瞼前葉のみの欠損の場合は血流のある組織が下床に存在するので, 植皮, 皮弁のどちらでも再建材料として用いることができる. 顔面に頻用される鎖骨部を donor とした全層植皮を用いることも可能だが, 眼瞼の皮膚は非常に薄いため bulky になりやすく, 植皮片の厚さに注意する. 欠損の大きさや位置などにもよるが, 近隣の組織で再建すると整容的に優れた結果が得られやすい. 上眼瞼前葉の欠損の場合, 反対側上眼瞼に余剰皮膚がある高齢者では, その余剰皮膚を利用して植皮を行うと color match, texture match が良好である. 瞼縁に近い部位の数 mm 程度の小欠損であれば, 電気凝固をして保存的に上皮化させてもよい.

b) 全層の欠損

眼瞼全層で腫瘍を切除する際には, 前述の角板を用いるほかに, あらかじめ切除範囲の外側に牽引用の絹糸などを眼瞼全層でかけておくとテンションをかけやすくなり, 手術操作が行いやすい (症例 3, 4 (**図 5, 6**) 参照). 切開する際には最初に絹糸を牽引しながら瞼縁を皮膚から角板に当たるまで一気に全層で切開すると瞼縁がきれいに切断できる. 前葉の再建には cheek flap や眼輪筋皮弁が頻用される. 後葉の再建には口蓋粘骨膜, 耳介軟骨, 鼻中隔軟骨粘膜が用いられるが, それぞれ一長一短であり, 術者の経験や好みによって再建

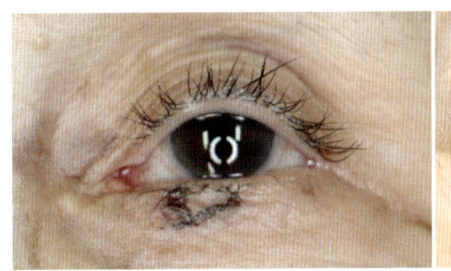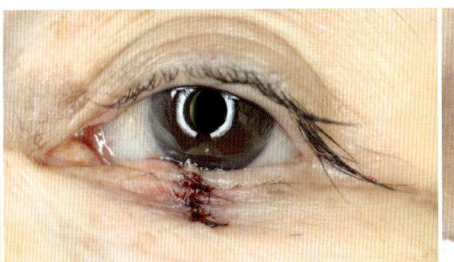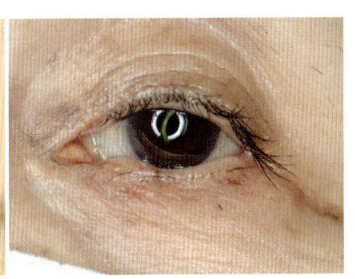

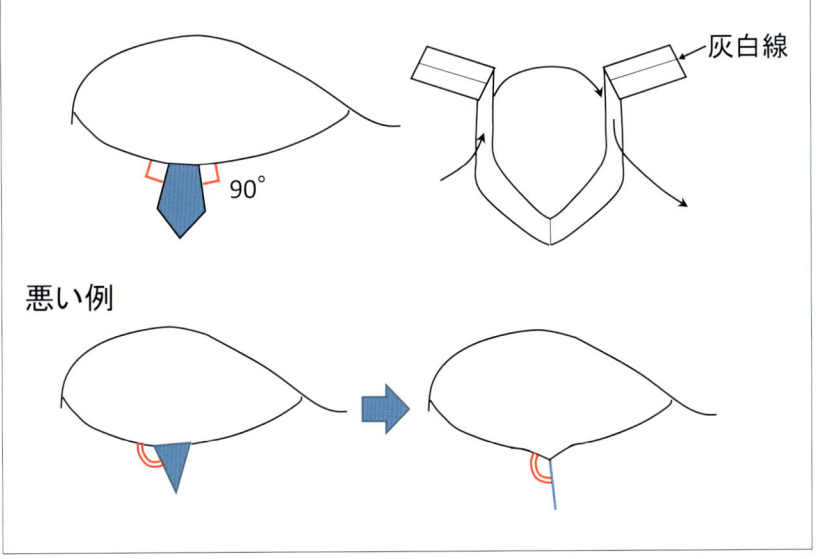

灰白線

90°

悪い例

図 3．症例 1：下眼瞼全層欠損（欠損幅が 1/4 以下の場合）

瞼縁と切開線の角度は 90°にする．灰白線（＝皮膚粘膜境界）をしっかりと合わせるように前葉・後葉をそれぞれ縫合する．結膜側の縫合は結び目が露出しないように図の向きに運針する．眼球への刺激を避けるために撚り糸の吸収糸を用いる．悪い例のように 90°より大きな角度の切除ラインだと縫合後にノッチになる．

材料が選定されることが多い．筆者の経験上，涙点が切除範囲に含まれる場合でも特に臨床的に問題となることはなく，涙道の再建は不要である．

3．実際の症例

a）下眼瞼

(1) **症例 1（図 3）**：下眼瞼全層欠損（欠損幅が 1/4 以下の場合）

(2) **症例 2（図 4）**：下眼瞼全層欠損（欠損幅が 1/4 より大きい場合．口蓋粘骨膜による後葉再建）

(3) **症例 3（図 5）**：下眼瞼全層欠損（欠損幅が 1/4 より大きい場合．耳介軟骨による後葉再建）

(4) **症例 4（図 6）**：下眼瞼前葉のみの欠損（局所皮弁による再建）

(5) **症例 5（図 7）**：下眼瞼前葉のみの欠損（open treatment）

b）上眼瞼

(1) **症例 6（図 8）**：上眼瞼前葉のみの欠損（対側上眼瞼からの植皮による再建）

(2) **症例 7（図 9）**：上眼瞼前葉のみの欠損（眼輪筋皮弁による再建）

(3) **症例 8（図 10）**：内眼角部（皮弁による再建と植皮による再建の比較）

(4) **症例 9（図 11）**：外眼角部（皮弁と植皮の組み合わせ）

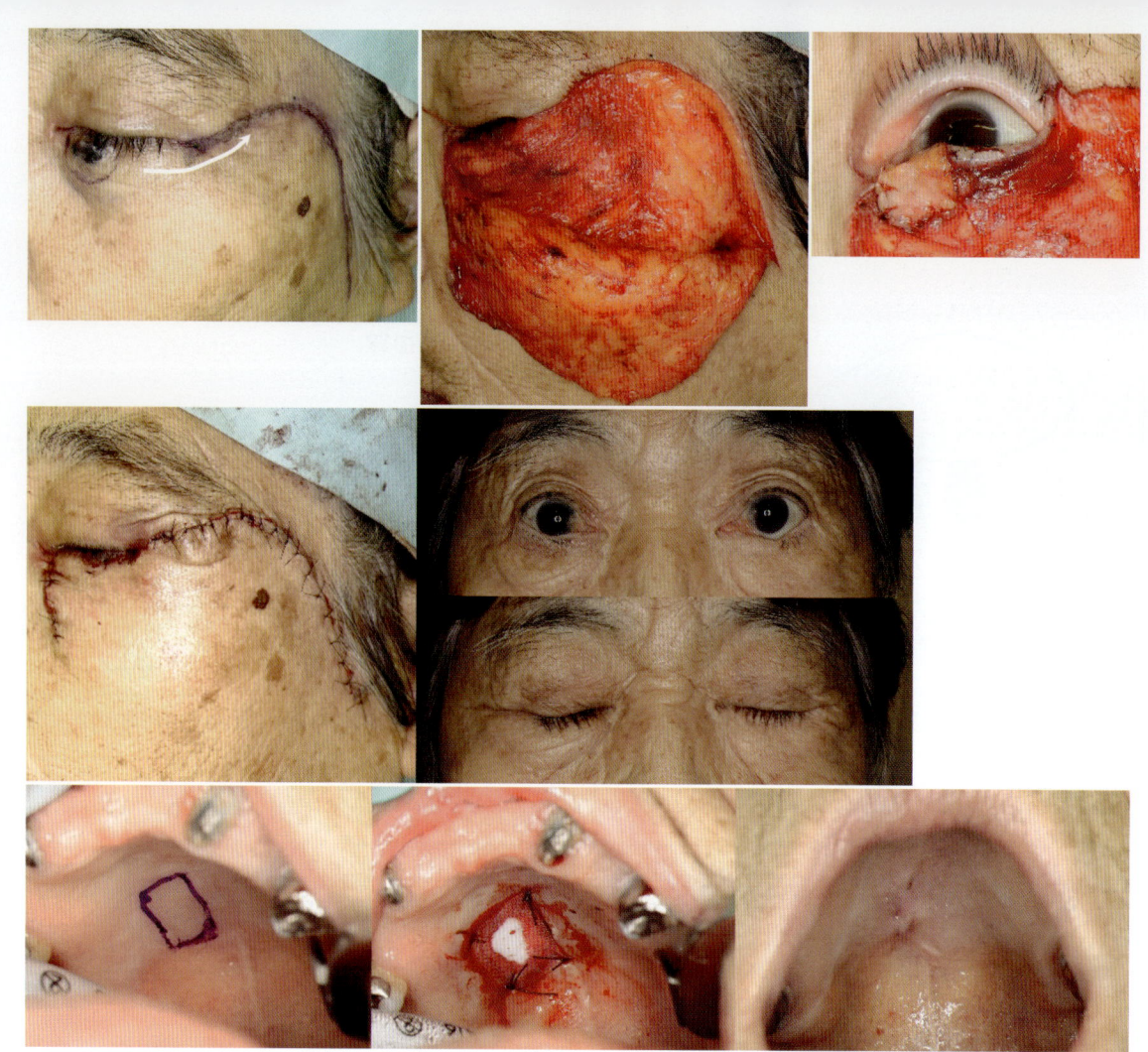

図 4. 症例 2：下眼瞼全層欠損（欠損幅が 1/4 より大きい場合. 口蓋粘骨膜による後葉再建）

a	b	c
d		
e		

a：前葉を cheek flap で, 後葉を口蓋粘骨膜で再建した例. 皮弁のデザインは下眼瞼の
　カーブと外眼角の皺壁に合わせて自然に上方へ向かいつつ, 滑らかに下に凸から上に凸
　へと移行させる.

b：緊張なく欠損部に移動できるまで剝離

c：移植する口蓋粘骨膜の幅は切除後の欠損幅ではなく, 切除した幅に合わせる. 結び目
　が結膜側に露出しないように撚り糸の吸収糸で瞼板に固定する.

d：術後. 耳介軟骨と比べると眼球への密着は良好だが, やや瞼縁が下がりやすい.

e：口蓋粘骨膜採取部は人工真皮を貼付すれば保存的に上皮化する.

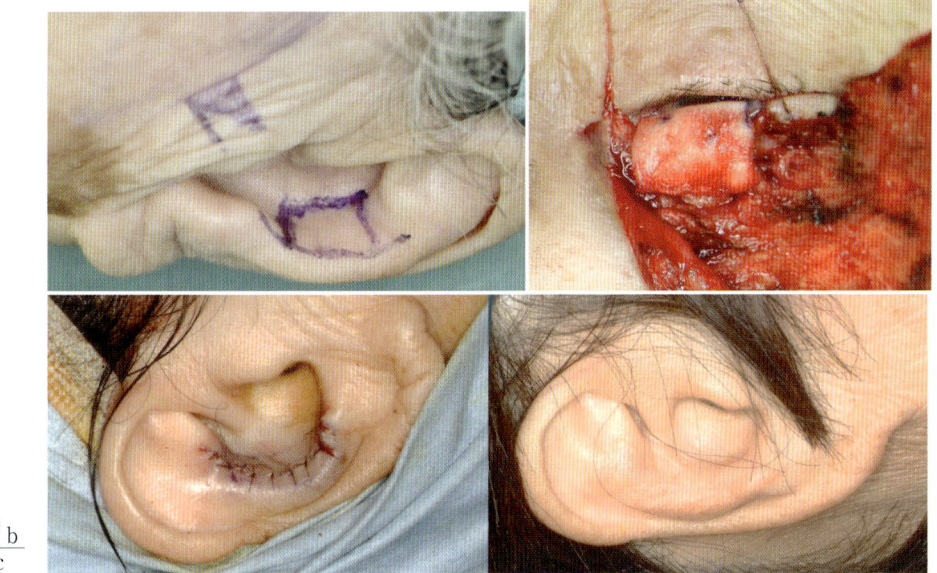

a | b
c

図 5. 症例 3：下眼瞼全層欠損（欠損幅 1/4 より大きい場合．耳介軟骨による後葉再建）
　　　a：耳介軟骨採取のデザイン
　　　b：軟骨膜をつけた状態で移植すると粘膜面は保存的に上皮化する．
　　　c：耳介軟骨採取部の術後．変形は目立たない．

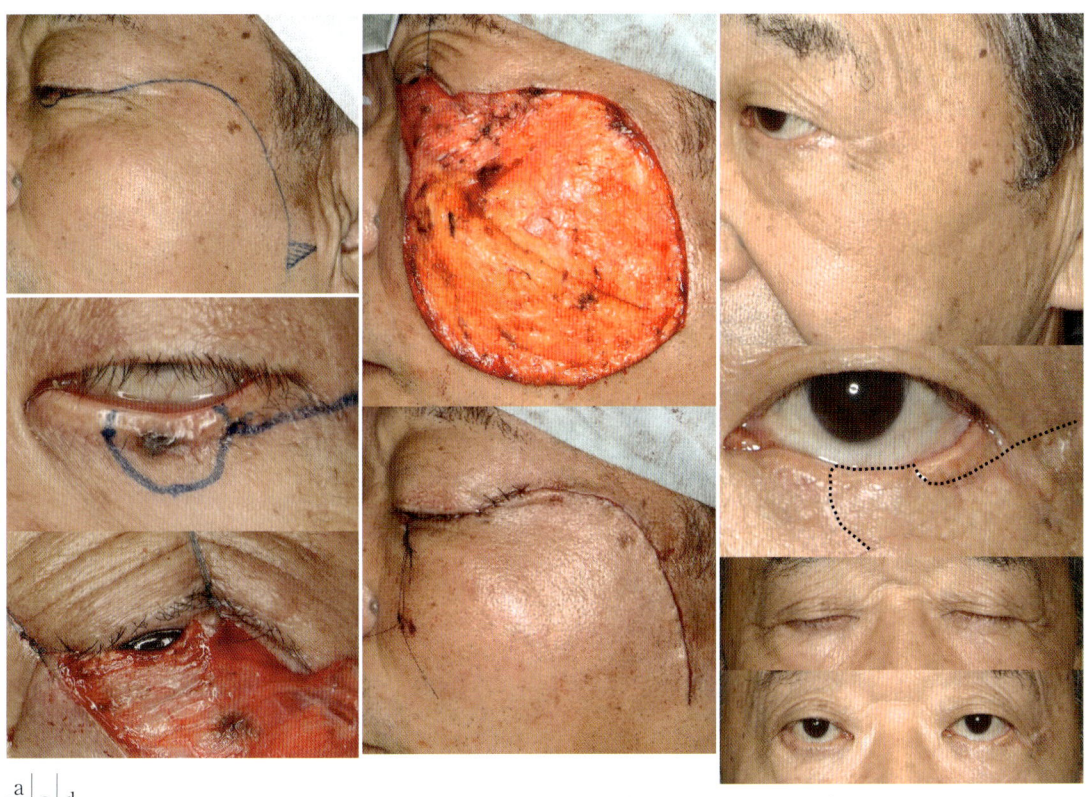

a
─ | c | d
b

図 6. 症例 4：下眼瞼前葉のみの欠損（局所皮弁による再建）
　　a：Cheek flap のデザイン
　　b：後葉の欠損がわずかのため前葉のみの再建とした．
　　c：耳下腺筋膜上，眼輪筋上の層をつなげるよう脂肪の中間層で剝離し，欠損部に移動
　　d：術後．点線は皮弁の範囲を示す．

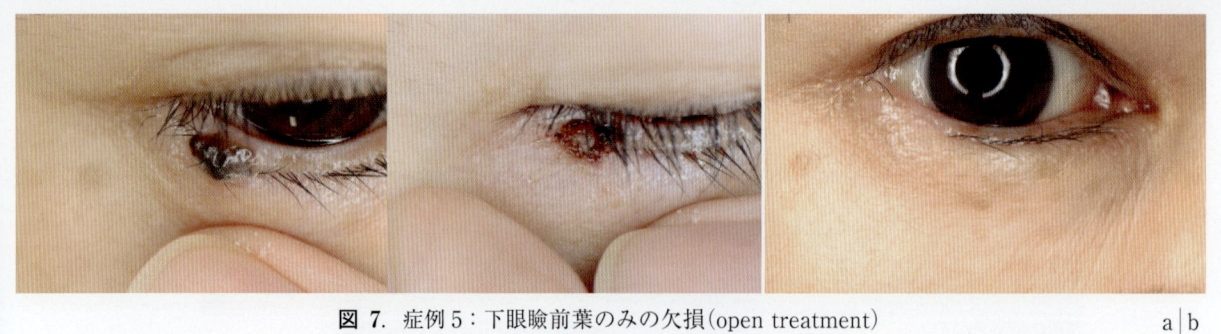

図 7. 症例 5：下眼瞼前葉のみの欠損（open treatment）　　　　　a｜b
a：病変を shave した後に電気凝固し，保存的に上皮化させた．
b：術後

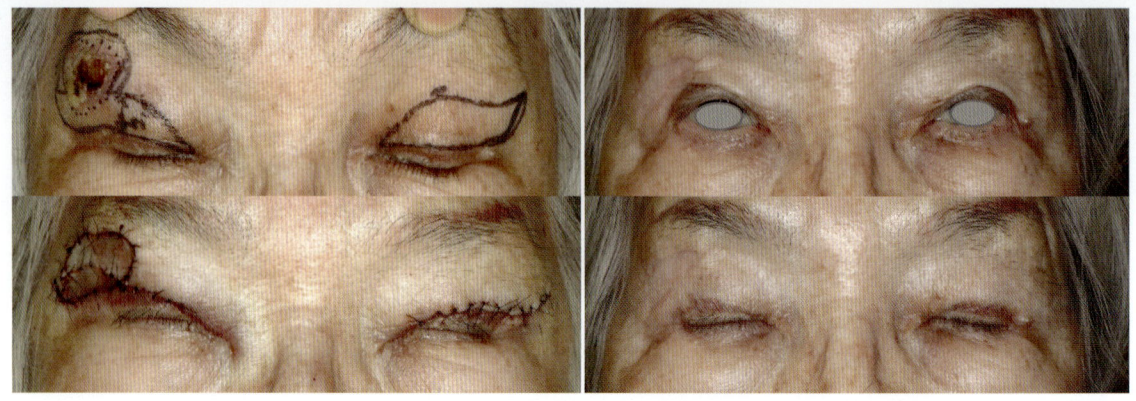

図 8. 症例 6：上眼瞼前葉のみの欠損（対側上眼瞼からの植皮による再建）
腫瘍切除と同時に余剰皮膚の切除を行い，対側上眼瞼の余剰皮膚を全層植皮
した．余剰皮膚の多い高齢者に適した術式

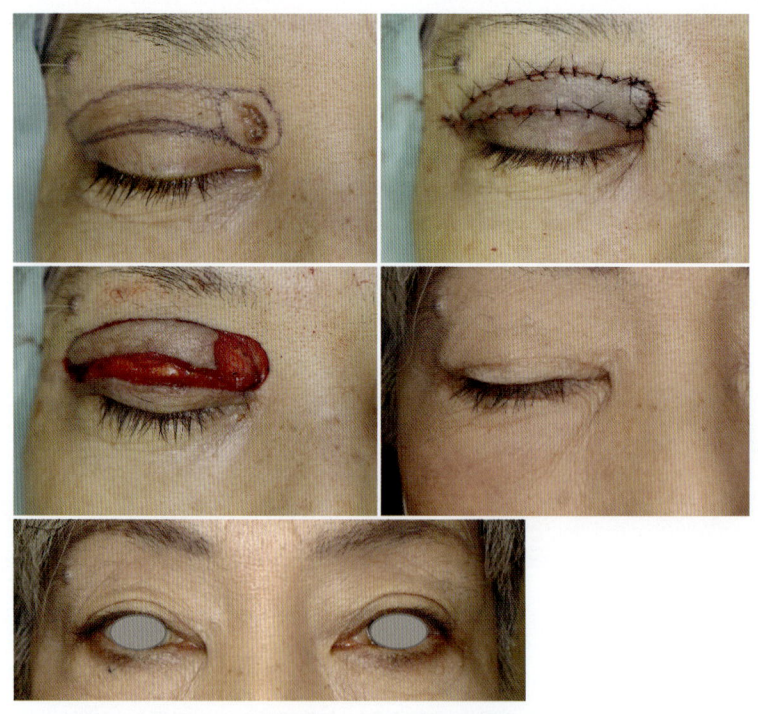

図 9. 症例 7：上眼瞼前葉のみの欠損（眼輪筋皮弁による再建）
余剰皮膚があまりない比較的若年者に対する手術．眼輪筋皮弁を用い
て再建した．皮弁のデザインは余剰皮膚切除に準じた．

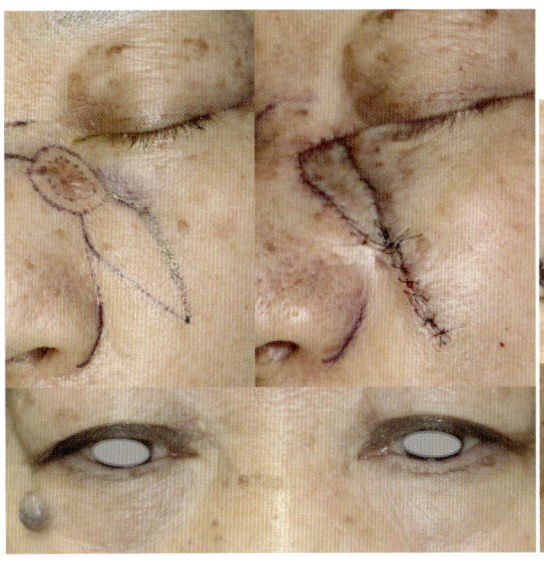
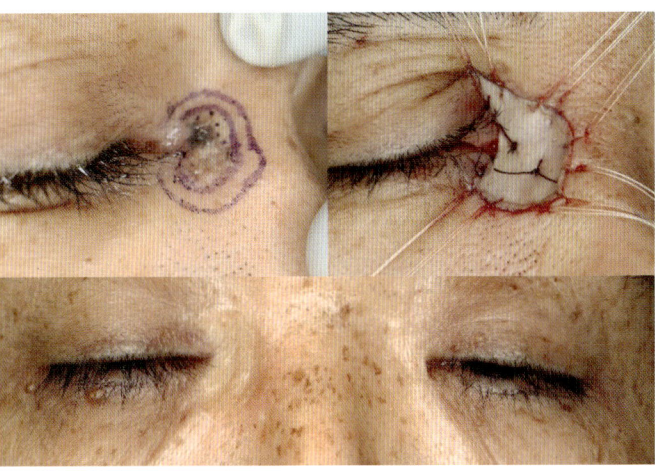

a | b

図 10. 症例 8：内眼角部（皮弁による再建と植皮による再建の比較）
a が皮弁による再建，b が植皮による再建．植皮でも十分に整容的に満
足いく結果が得られる．逆に皮弁は bulky になりやすいので注意が必要

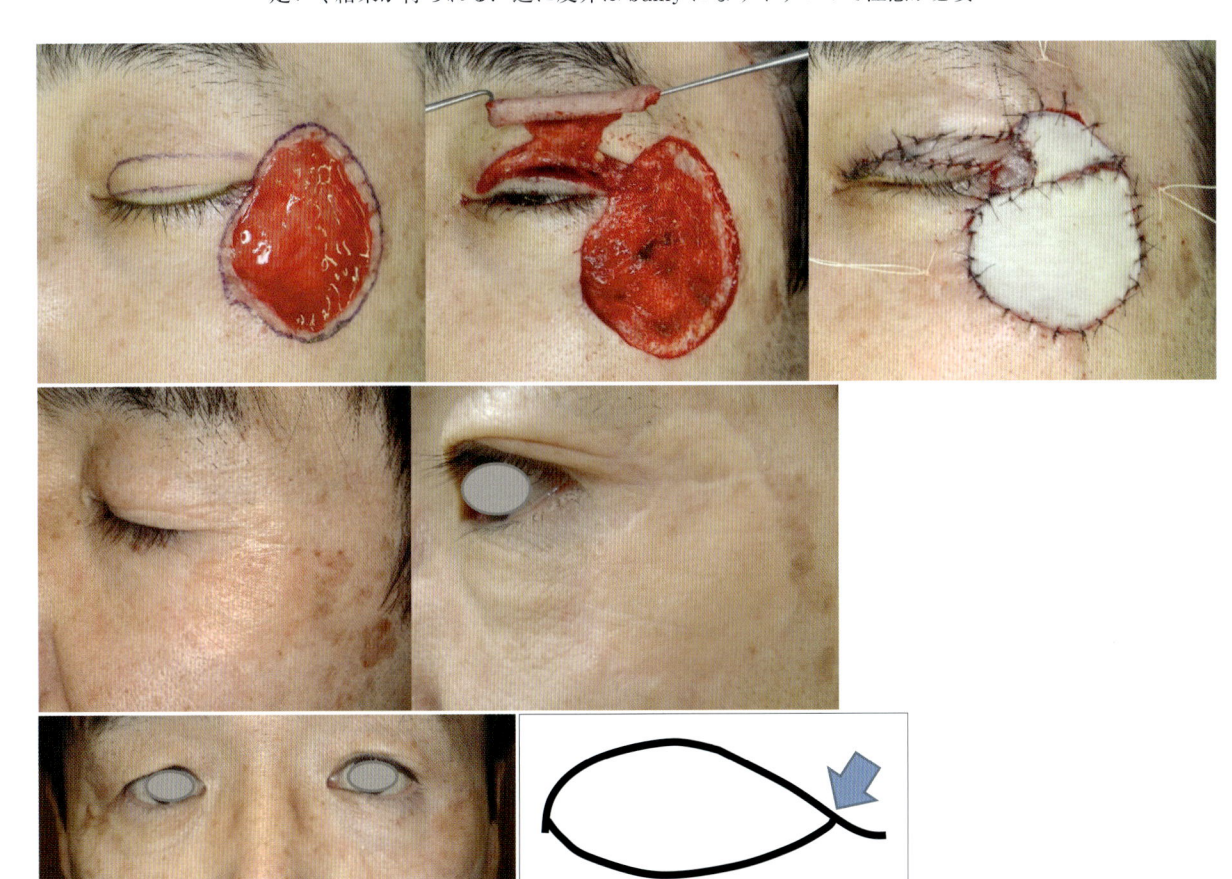

図 11. 症例 9：外眼角部（皮弁と植皮の組み合わせ）
外眼角部の基底細胞癌．切除＋人工真皮で断端陰性を確認後に再建を行った．
外眼角は上眼瞼と下眼瞼が連続的に折れ曲がっているのではなく，上眼瞼が
下眼瞼上に覆い被さるようになっている．眼輪筋皮弁で外眼角の形態を再建
し，頬部は皮下血管網付き全層植皮を行った．

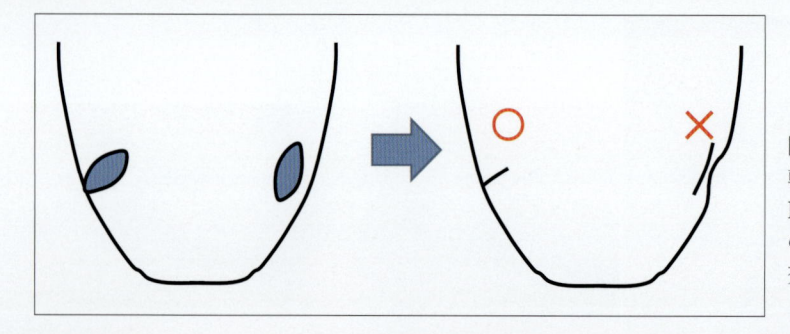

図 12.
輪郭線にかかる創の縫合方向
Kraissl 線に沿って縫合すると輪郭のくぼみが目立つので，輪郭線と直交する方向に縫合する.

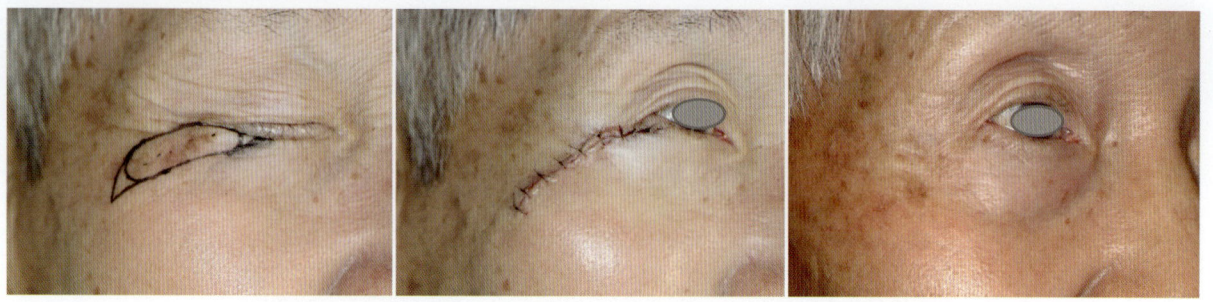

図 13. 症例 10：頬部，比較的小さな欠損（Kraissl 線に沿った縫縮）
右下眼瞼から頬部にかけて Kraissl 線に沿った縫合線となるように縫合した.

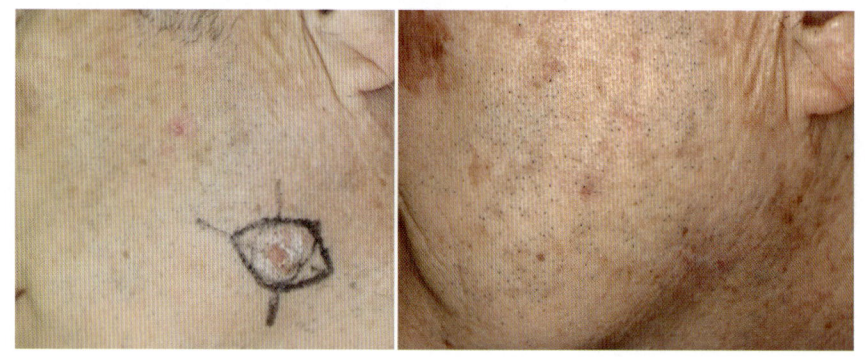

図 14. 症例 11：頬部，比較的小さな欠損（輪郭線にかかる場合）
輪郭線にかかる部位ため，Kraissl 線に沿うのではなく，輪郭線に直交する方向となるように縫合した.

頬　部

1．頬部の解剖

　頬部は顔面のなかで広い面積を占め，皮下には表情筋が分布している．触診上，表情筋の下に頬骨が存在する部位は硬く，頬脂肪体が存在する部位は柔らかい．顔面神経の頬骨枝と頬筋枝が走行しているが，互いに密なネットワークを形成しており，多少損傷しても臨床的に問題となることはほとんどない.

2．基本的な考え方

　比較的小さな欠損であれば自然皺壁（Kraissl 線[1]）に沿った方向に単純縫縮を行う．例外として1つ注意しておかなければならないこととして，縫合線が頬部の輪郭線にかかる場合には，Kraissl 線に沿うのではなく輪郭線に直交する方向に縫合する．輪郭線と平行に縫合してしまうと正面から見た際に輪郭のくぼみが目立ってしまうためである（図 12）.

　中程度の欠損であれば様々な局所皮弁が用いられるが，その際には縫合線がなるべく Kraissl 線と一致するようなデザインを心掛ける．菱形皮弁のように縫い上がりが様々な方向の縫合線となる皮弁よりも，V-Y 皮弁のように縫合線の向きがあ

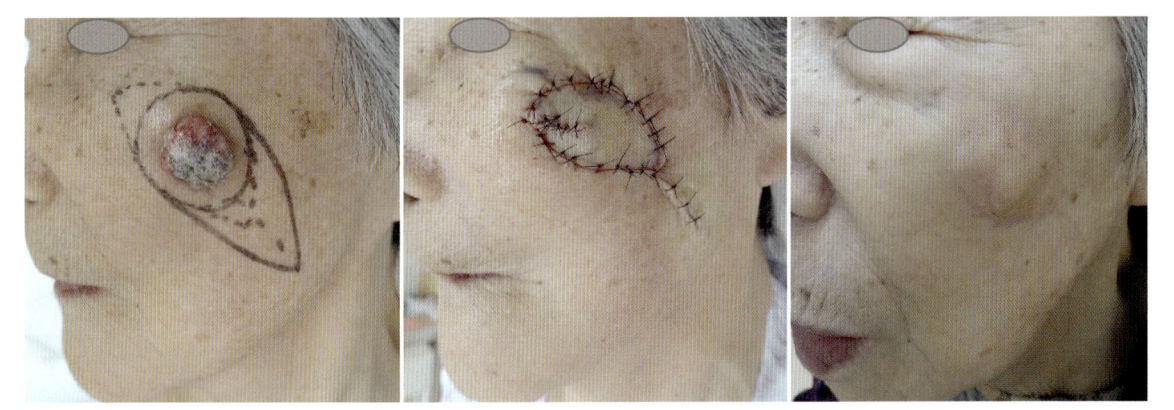

図 15. 症例 12：頬部，中程度の欠損（局所皮弁による再建）
V-Y advancement flap での再建だが，欠損がやや大きかったため，
皮弁先端部をトリミングせずに使用した．

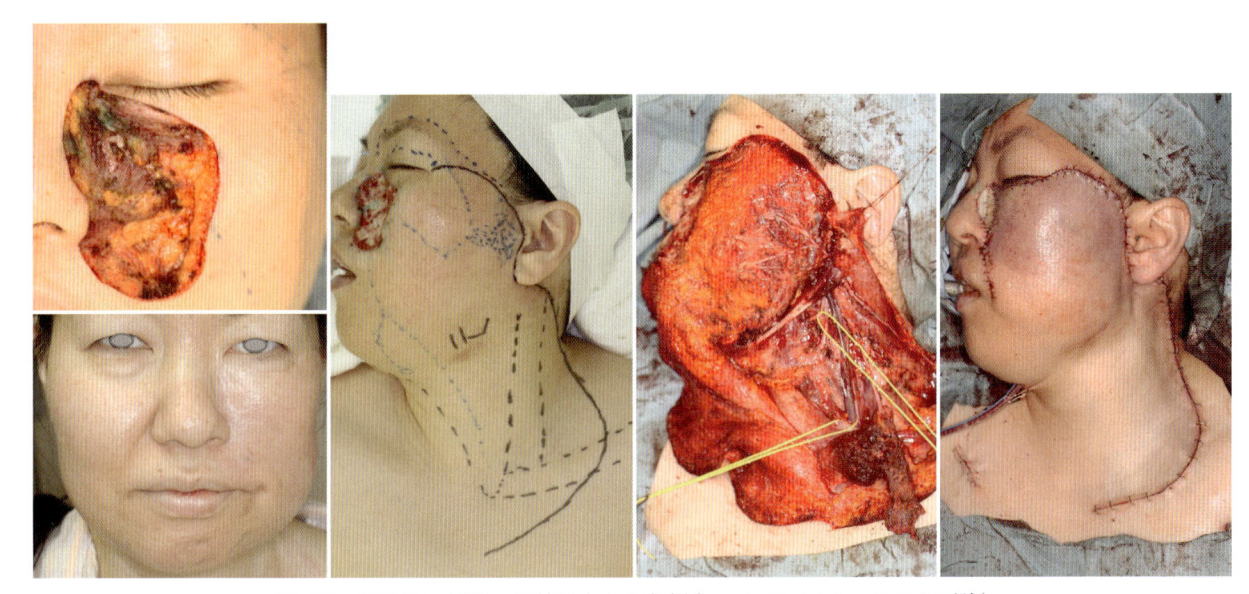

図 16. 症例 13：頬部，比較的大きな欠損（cervicofacial flap による再建）
左頬部の悪性黒色腫切除後に cervicofacial flap による再建を行った．センチネルリンパ
節転移陽性だったため，皮弁挙上後に頸部郭清と耳下腺浅葉切除を行っている．鼻背部
には全層植皮を併用した．これ以上大きな欠損になると局所皮弁による再建は難しい．

る程度揃う皮弁を用いると縫合線が目立ちづら
い．

　ある程度大きな欠損になると，局所皮弁で再建
するには cervicofacial flap などの大きな皮弁が必
要となる．そのため全身状態などの問題で大規模
な手術が難しい場合には鎖骨部を donor とした全
層植皮による再建を選択することとなる．頬部の
なかでも深部に頬骨が存在する部位では，皮下血
管網付き全層植皮で再建をすることで，頬骨のな
い部位と比較して整容的にきれいな結果が得られ

やすい．

3．実際の症例

(1) **症例 10**（図 13）：頬部，比較的小さな欠損
（Kraissl 線に沿った縫縮）

(2) **症例 11**（図 14）：頬部，比較的小さな欠損
（輪郭線にかかる場合）

(3) **症例 12**（図 15）：頬部，中程度の欠損（局所
皮弁による再建）

(4) **症例 13**（図 16）：頬部，比較的大きな欠損
（cervicofacial flap による再建）

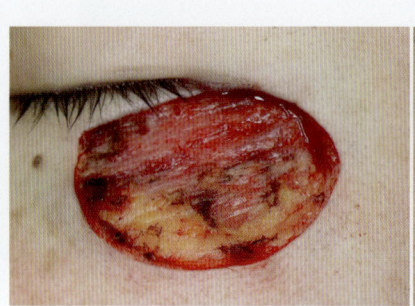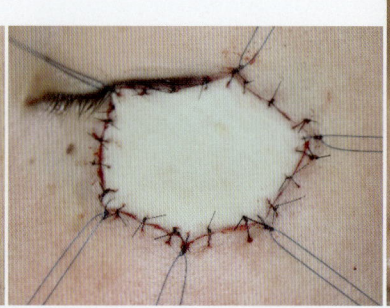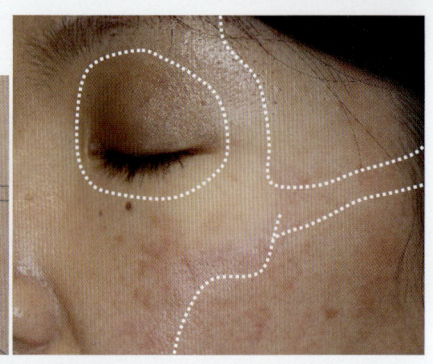

図 17. 症例 14：頰部 植皮による再建（深部に頰骨のある部位）

左頰部の悪性黒色腫切除後．鎖骨部からの皮下血管網付き全層植皮で再建した．白点線は下床にある顔面骨の輪郭を示す．本症例では植皮の大部分は下床に頰骨の存在する部分となっている．症例 15（図 18）よりも若年にもかかわらず，整容的には良好である．

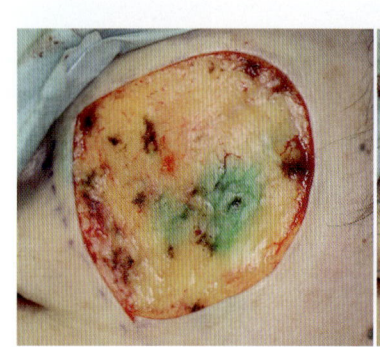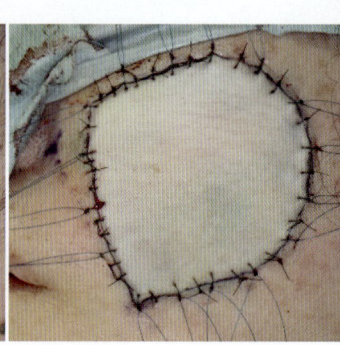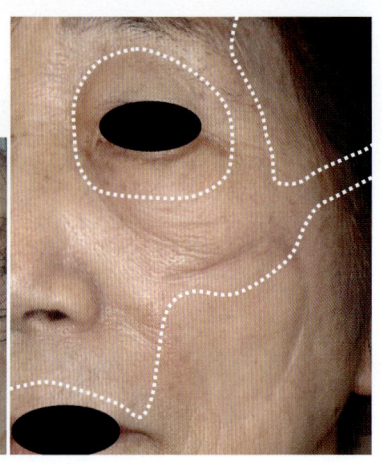

図 18. 症例 15：頰部 植皮による再建（深部に頰骨のない部位）

左頰部の悪性黒色腫切除後．切除ラインの 1 辺はできるだけ Kraissl 線に沿うようにした．鎖骨部からの皮下血管網付き全層植皮で再建した．白点線は下床にある顔面骨の輪郭を示す．本症例では植皮の大部分は下床に頰骨のない部分となっている．

(5) **症例 14（図 17）**：頰部，植皮による再建（深部に頰骨のある部位）

(6) **症例 15（図 18）**：頰部，植皮による再建（深部に頰骨のない部位）

高齢者について

高齢者の場合は皮膚に余裕があるため，かなり強引に縫縮をしても問題にならないことが多い．術直後には内眼角・外眼角や鼻が牽引されて変形していても，数か月間経過をみているうちにほぼ元通りになる．また dog ear は修正しなくても自然に平坦化することが多い．こういった特性を理解しておくと全身状態の問題で大がかりな手術が難しい場合でも局所麻酔でかなりの症例に対応できる．

(1) **症例 16（図 19）** 高齢者

おわりに

誌面の関係で一般的な原則と限られた症例のみを提示した．顔面は個人差が大きいため，解剖学的知識を基盤とし基本原則を踏まえたうえで，年齢・性別などを考慮して，個々の症例ごとに術前にじっくりと時間をかけて慎重に検討し，最適な術式を選択する姿勢が重要となる．筆者自身は術

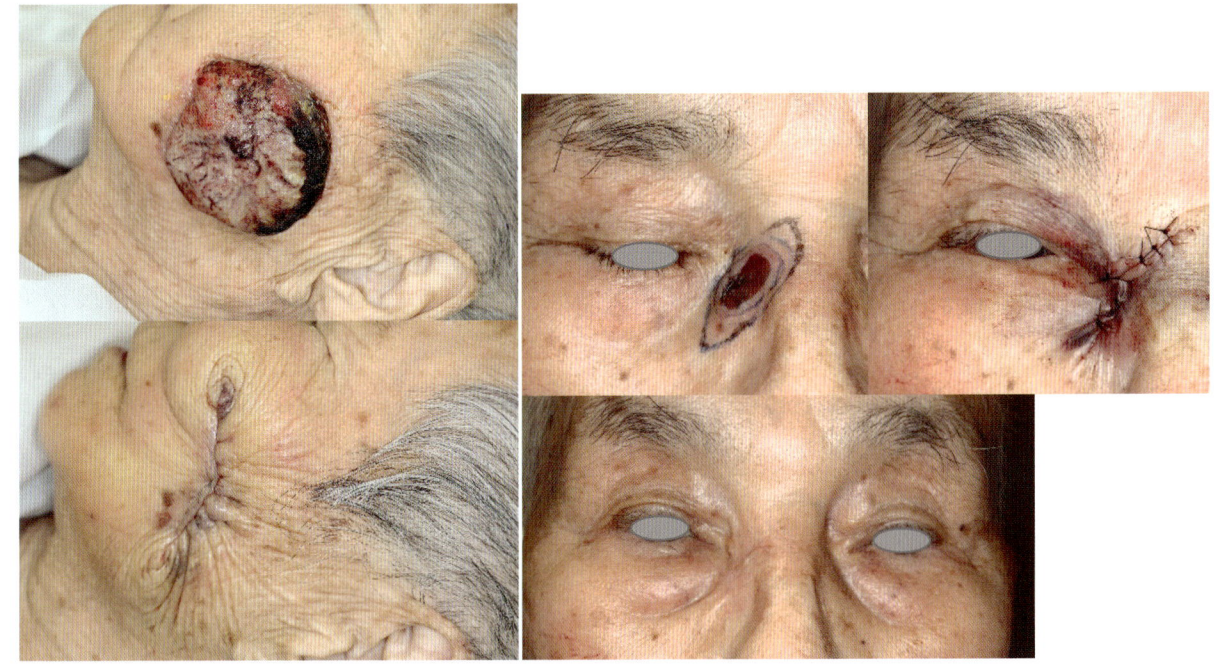

図 19. 症例 16：高齢者
高齢者の場合はかなり強引に縫縮しても問題ない．Dog ear は
修正しなくても数か月後には自然に平坦化する．

前に周囲の解剖学的構造が含まれた臨床写真を見
ながら術式を慎重に検討し，何度もスケッチをし
ながらシミュレーションを行ったうえで手術に臨
むように心掛けている．

文　献

1）Kraissl CJ：The selection of appropriate lines for elective surgical incisions. *Plast Reconstr Surg*（*1946*）, **8**（1）：1-28, 1951.

MB Derma, 357：46-54, 2025.

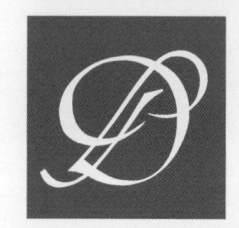

◆特集／皮膚外科 Basic & Advance

鼻と口唇の手術

青木恵美*

Key words：皮膚外科(dermato-surgery)，手術トレーニング(surgical training)，鼻(nose)，口唇 (lip)

Abstract 平坦な術野での母斑や表皮嚢腫の切除術を習得し，これから鼻・口唇領域の手術に取り組もうとする皮膚科医にとって障壁となるのが，部位特有の質感や三次元構造である．皮膚の厚さや皮膚付属器の量，表情筋との位置関係，凹凸を考慮した手術操作に慣れないうちは，切開の深さや角度がばらつきがちである．また，鼻，口唇および鼻に隣接する眼瞼には遊離縁があるため，小病変であっても適切な手術計画がなされなければ容易に変形をきたしてしまう．それぞれの形態と組織学的特徴を熟知し，機能面・整容面に配慮した手術計画を立て，シミュレーションを行ったあとに手術に挑まなければならない．鼻と口唇の解剖を意識したトレーニング法と術前評価，手技のコツについて紹介する．

はじめに

　鼻と口唇には特有の構造があるため，皮膚腫瘍の手術においては，腫瘍の大きさだけでなくユニットや深達度に応じて，平坦な術野とは異なる治療計画を立てなければならない．手技においては，狭い術野や凹凸のある術野，遊離縁での操作を習得しておく必要がある．これらは数をこなせば自然と身に付くもので，一旦できるようになると，自転車に乗れるようになったあとのように一定のレベルを維持できるが，トレーニングの機会が少ない若手医師は，手技的な面でくすぶっていることが多いように感じている．皮膚外科初学者が鼻と口唇の手術でつまづきやすいポイントは，① 遊離縁や凹凸・傾斜がある，② 部位によって組織の質感が異なる，③ デザインが難しい，の3つと思われる．これらの対策について当施設での指導法を交えて解説する．

* Megumi AOKI，〒892-0853 鹿児島市城山町 8-1　鹿児島医療センター皮膚腫瘍科，医長

解　説

1．遊離縁や凹凸・傾斜がある

　遊離縁や傾斜のある術野に慣れていないと，皮膚切開時にテンションをかけづらい，機器の扱いが安定しない，切開の角度がばらついて腫瘍に切り込んだり皮弁が薄くなる，などの問題が生じる．

　ここでは遊離縁や凹凸・傾斜がある術野での体の使い方について述べる（**図1**）．

　鼻と口唇の切開では，利き手の機器を保持していない指を術野に沿わせて手を安定させなければならない．また遊離縁が弛緩しないように非利き手の指をまんべんなく使って組織に緊張をかけることも重要である．初心者は利き手の母指・示指のみに意識が集中しがちであるが，両手の指をまんべんなく使うことで，結果的に刃先が安定する．手指をまんべんなく使うトレーニングの1例として行っているのが，千羽鶴用折り紙を使って片手で鶴を折る方法である．また，ティッシュペーパー1枚を壁に広げて両手で支え，ボールペンで円を描く方法[1]も効果的である．

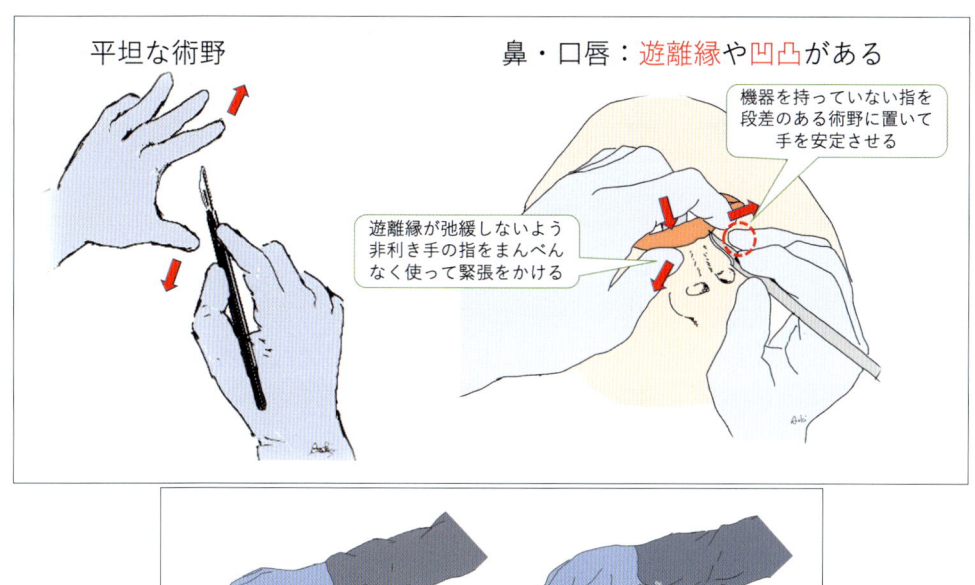

平坦な術野

鼻・口唇：遊離縁や凹凸がある

機器を持っていない指を段差のある術野に置いて手を安定させる

遊離縁が弛緩しないよう非利き手の指をまんべんなく使って緊張をかける

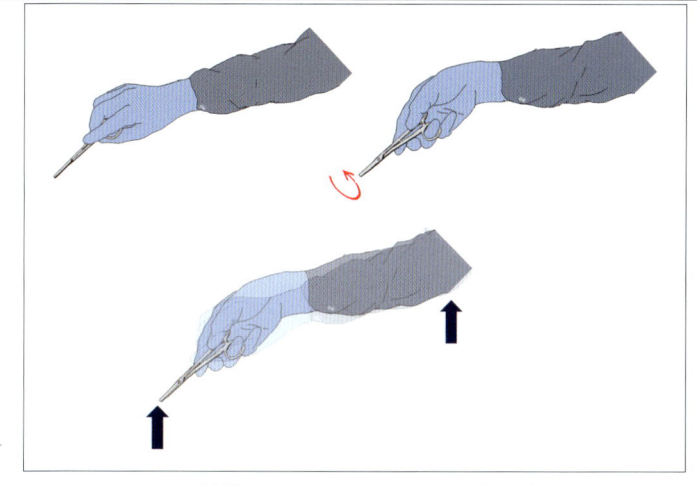

a / b

図 1. 遊離縁や凹凸がある術野での体の使い方

a：遊離縁や凹凸がある術野では両手の指をまんべんなく使う.

b：回内・回外で彎曲針を組織に通すときは，肘と持針器の位置を固定する.

　傾斜がある術野では，切開するときにメスの角度を誤り病変に切り込んでしまうことがある．自分では垂直に当てているつもりなのに上級医から「斜めになっている」と繰り返し指摘される場合は，模型あるいは球体に機器を当てて自身の動作を鏡に映して客観的に見るとよい．こうすることで適切な手の角度を覚えて矯正することができる．

　縫合では，どのような角度でも針の彎曲に沿った運針ができなければならない．針を進めるとき，肘と持針器先端の位置を固定した状態で回内・回外ができれば，傾斜がある術野や口腔・鼻腔内といった深い術野での縫合を安定して行うことができる．一方，回内・回外の間に肘の位置がずれると持針器先端もずれて彎曲針による組織損傷を起こす．鼻と口唇の縫合がやりづらいと感じたら，回内・回外を見直してみるとよい．

2. 部位によって組織の質感が異なる

　組織の質感を知らないと切開の深さを見誤るため，まずは解剖を知る必要がある．

　外鼻は鼻背・鼻尖・鼻背側壁・鼻翼などのサブユニットで構成されており[2]，再建においてはユニットごとの色調・質感を考慮する必要がある（**図 2-a**）．皮膚の厚さ・質感・皮下組織との可動性に基づく zone 分類[3]（**図 2-b**）では，zone 1 は他の部位の皮膚と比べて目立った特徴はないが，zone 2 では脂腺が多く脂肪層に筋が複雑に入り込んでおり，硬く肉眼的に脂肪層が不明瞭である．皮膚の直下には複数の筋組織があり（**図 2-c**）[4]，表

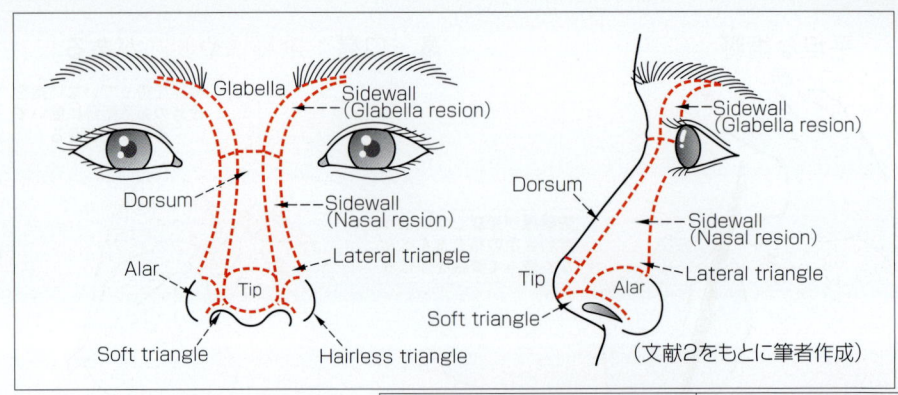

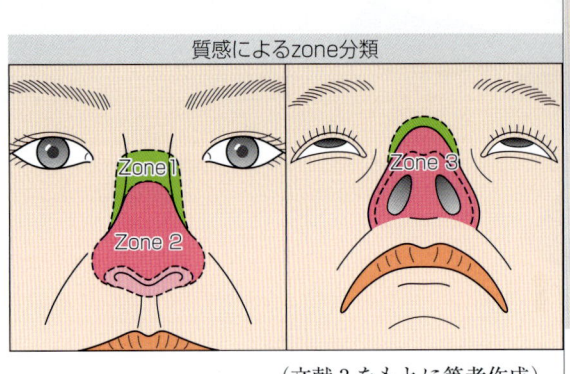

質感によるzone分類

Zone1
Zone 2
Zone 3

（文献3をもとに筆者作成）

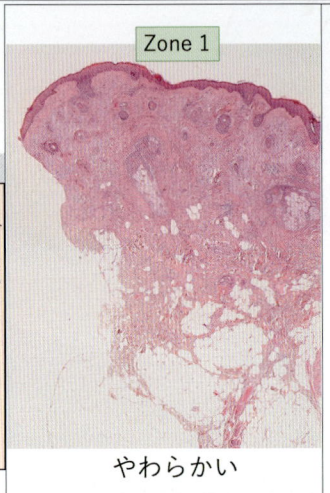

Zone 1

やわらかい

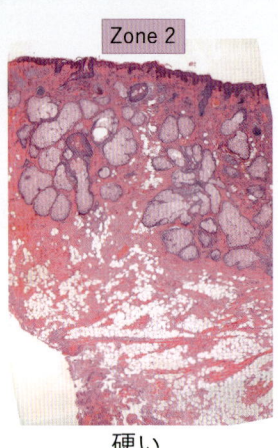

Zone 2

硬い
肉眼的に脂肪層が不明瞭

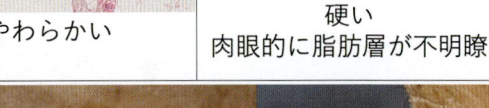

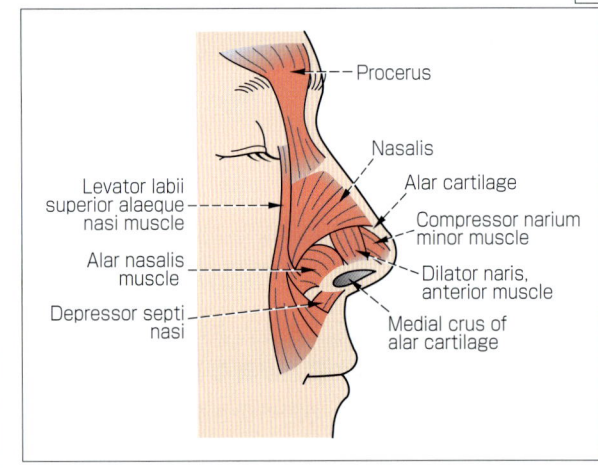

Procerus

Nasalis

Levator labii
superior alaeque
nasi muscle

Alar cartilage

Compressor narium
minor muscle

Alar nasalis
muscle

Dilator naris,
anterior muscle

Depressor septi
nasi

Medial crus of
alar cartilage

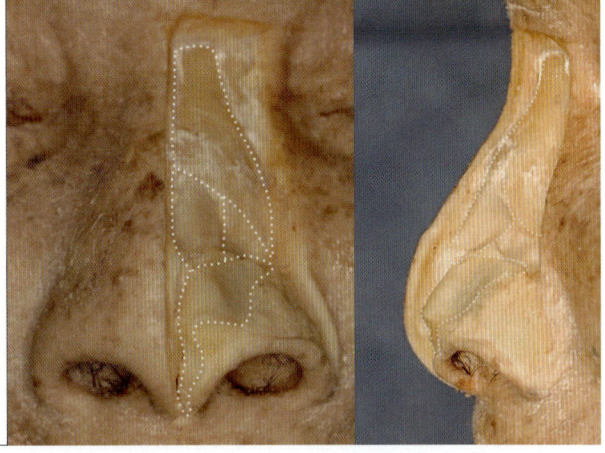

$\dfrac{a}{b}$
c

（文献4をもとに筆者作成）

図 2. 鼻の解剖

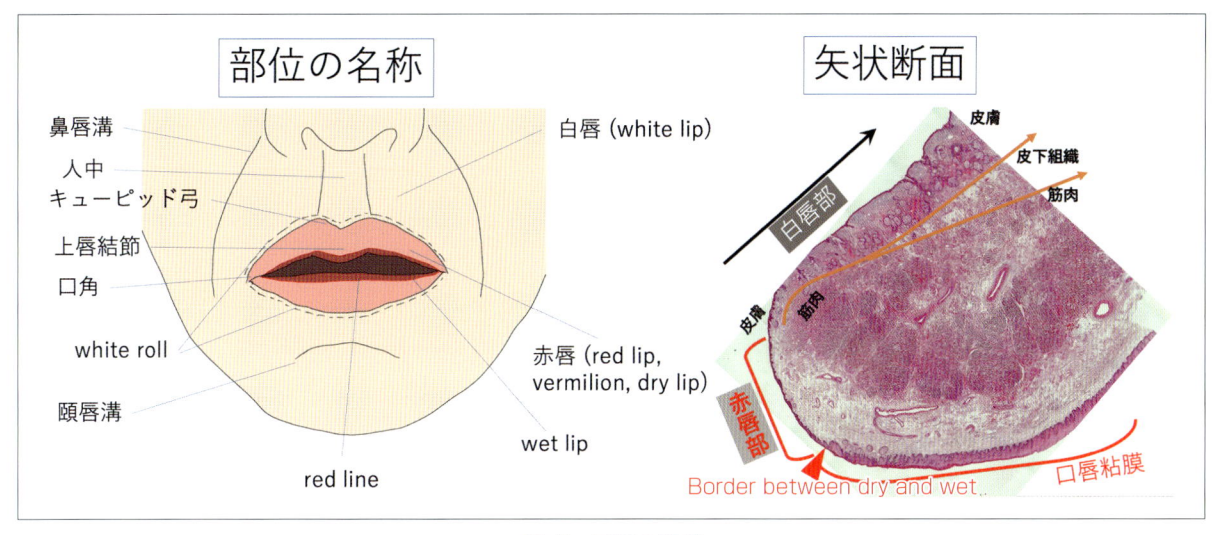

図 3. 口唇の解剖

（右図は文献 5 より引用）

情に合わせて多少の動きがあるが再建においてそれほど注意を払うことはない．筋肉の下には鼻骨や外側鼻軟骨，大鼻翼軟骨があり，これらの硬組織は鼻腔通気のための支持組織としての役割がある．

大鼻翼軟骨の外側が，サブユニットとしての「鼻翼」に該当しており，鼻翼部には軟骨がないことにも注意が必要である．そのため鼻翼部の皮膚腫瘍で全層切除を要さない場合は，鼻前庭の毛包を切除層の指標にすることが多い．さらに鼻翼基部では，zone 2 の硬い質感と頬部のやわらかい質感との違いを認識できれば層を誤ることなく剥離を進めることができる．

口唇にも特徴的な構造がある（**図 3**）．上口唇には人中，キューピッド弓があり，赤唇と白唇の境界には white roll がある．赤唇では red line から皮膚側が dry lip，粘膜側が wet lip と呼ばれる．矢状断面を見ると，白唇部頭側では皮膚は厚く皮下組織が筋肉との間の介在し毛包脂腺系も比較的よく発達している．尾側に移るにつれて皮下組織が消失する．赤唇部では毛包はなくなり筋も浅いが，口唇粘膜に移るにつれて上皮が厚くなり粘膜下組織も厚くなる傾向にある[5]．

こういった構造の違いが感触の違いになるため，腫瘍切除や皮弁挙上の際は常に水平断・矢状断を合わせて解剖をイメージし，組織の感触を覚

えていくとよい．切除後の病理標本を診るときは，腫瘍の性質や再発転移リスクの評価はもちろん，自分が狙った層に適切にアプローチできていたかを振り返ることが，皮膚腫瘍外科を志す医師に求められる．なお，組織の感触を覚えるとき，肩や下半身に無駄な力がかかっていると注意が分散して指先の感覚が鈍るため，術者は極力重心を安定させた姿勢を維持することが望ましい．姿勢を正す（＝重心を安定させる）という基本的な動作が，細かい操作を安定させる．

3．デザインが難しい

鼻と口唇には遊離縁があり，また複雑な三次元構造を呈している．皮弁デザインの方向を誤ると遊離縁が変形したり，三次元構造をイメージできないと被覆したい位置で皮弁が不足するという問題が生じる．いきなり Estlander flap や fan flap などを教科書で見てもイメージしづらいので，まずはシンプルな皮弁移動後の形態を知っておくことが重要である．局所皮弁は形態によって基本的に Advancement（前進）・Rotation（回転）・Transposition（転位）の 3 型（それぞれの頭文字をとって ART）[6]に分類される．皮弁移動によって短縮する方向を理解できれば遊離縁の変形を回避することができる．シェーマを見てイメージできない場合はスポンジなどで局所皮弁の模型を作成すると

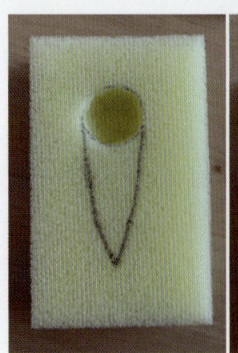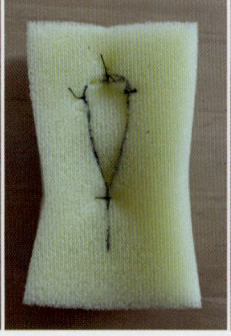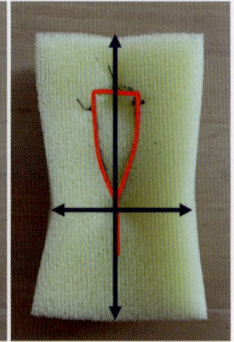

V–Y advancement flap

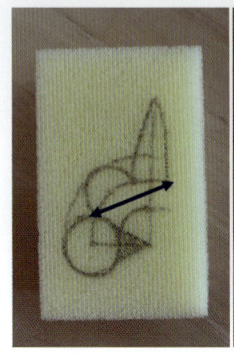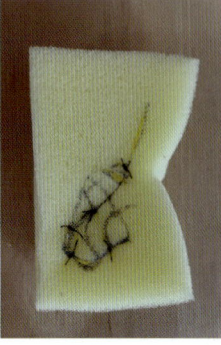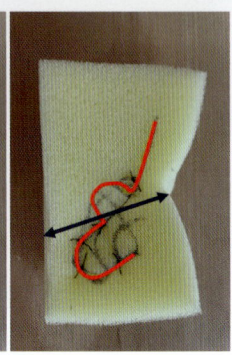

Bilobed flap

図 4. シンプルな局所皮弁の移動後のイメージ
赤実線：皮弁移動後の縫合線
両矢印：皮弁移動後に短縮する方向

よい（**図 4**）．皮弁移動後に短縮する方向が陥凹することも模型があればわかりやすい．

さらに，顔には多くの基準点[7]がある（**図 5**）．すべての基準点を知っておく必要はないが，顔を漠然と見るのではなく基準点に基づいて観察することができれば，手術前後の変化をより正確に捉えられるようになる．光の反射で凹凸を捉える視点も，顔，特に鼻の形態評価に有用である．こうして「顔を診る」トレーニングを行い，手術前後で変化した部位とその要因を認識することが，手術手技の向上につながる．そのために，手術前後は同じ角度・構図の写真を記録する必要がある．

ここまで理解できたら再建術式を選択する．腫瘍切除によって生じた欠損は単純縫縮で閉創するのがベストだが，必要に応じて局所皮弁や遊離皮膚移植を選択する．

鼻の場合はサブユニットごとに再建法を分けて考えている．**表 1** に当科で行っている鼻のサブユニット別の再建法を示す[8]．

口唇の再建では赤唇縁の連続性や人中の凹凸を考慮する必要があるが，鼻よりも組織が柔らかく偏位しやすいことに注意しなければならない．赤唇のみの欠損が欠損全幅の 1/3 程度は縫縮可能で，1/3 以上の場合は必要に応じて遊離口腔粘膜移植以外に，口腔粘膜前進皮弁，赤唇進展皮弁，頬筋粘膜弁，舌弁を用いることがある．白唇皮膚のみの欠損では，上口唇だと欠損が全幅の 1/4 まで，下口唇は 1/3 までは縫縮できる．それ以上の場合，局所皮弁（advancement flap, rotation flap, transposition flap）や全層植皮などを考慮する．白唇と赤唇の複合欠損の場合，白唇皮膚のみの欠損と同程度まで縫縮可能だが，赤唇縁の皮膚切開は赤唇に対して垂直として縫合時の notch を防ぐ．それ以上の欠損の場合は単一の局所皮弁で被覆困難なら局所皮弁を組み合わせて再建する．遊離皮弁や遠隔皮弁を用いることもある．

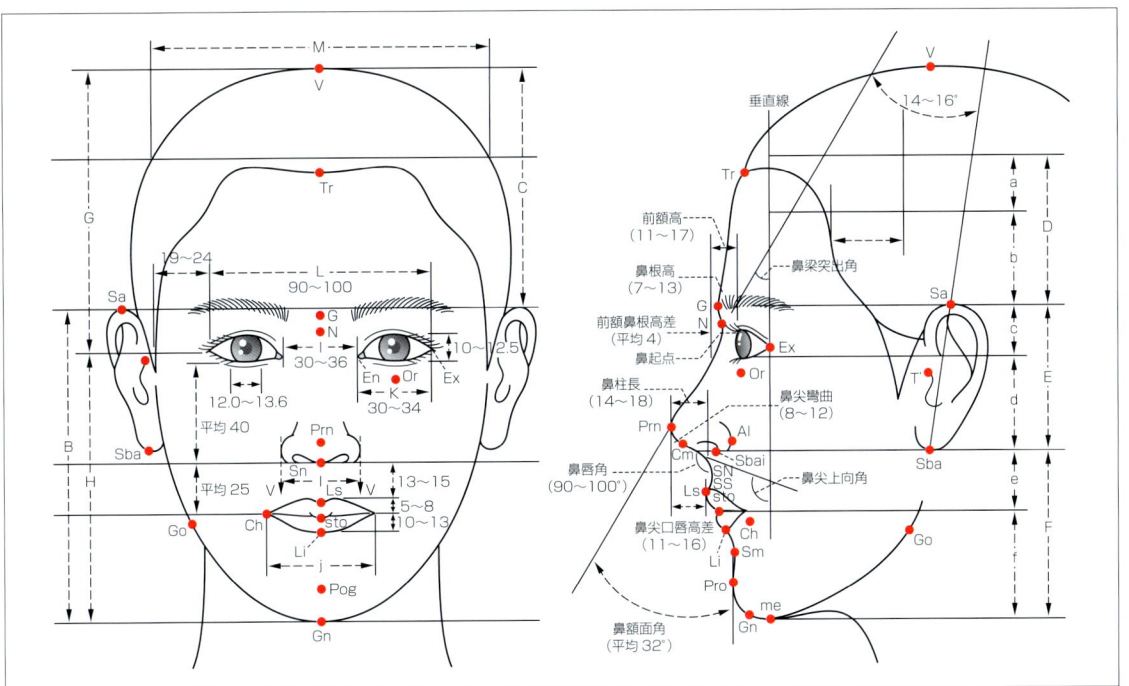

略記号	名　称	定　義
Tr	trichion	正中線上の髪の生え際
SGLB	soft tissue glabella	眼窩上縁の高さで正中矢状面における最前方点
N	skin nasion	軟組織上のナジオン
Prn(no)	pronasale(tip of nose)	鼻尖最前方点
Cm	columella point	鼻柱の最前方点
Sn	subnasale	上唇と鼻との移行部で軟組織上の点
ss	subspinale	上口唇の最深点
Ls	labiale superior	上口唇の最突出点
sto	stomion	口裂の中心点
Li	labiale inferior	下口唇の最突出点
Sm	submentale	下口唇の最深点
Pog	skin pogonion	軟組織オトガイ部の最前点
Gn	skin gnathion	軟組織 pog と me の中点
me	skin menton	軟組織オトガイ部の最下点

図 5.
顔面の基準点
(文献 7 をもとに筆者作成)

表 1. 鼻のサブユニット別での再建法(当科の方針)

部　位	再建法
鼻背側壁	advancement flap, hatchet flap, transposition flap, forehead flap(範囲が広いとき), FTFG など
鼻　背	advancement flap(Rintala flap), hatchet flap, transposition flap, forehead flap(範囲が広いとき), FTFG など
鼻　尖	axial frontnasal flap, bilobed flap, forehead flap(範囲が広いとき)など
鼻　翼	nasolabial flap, composite graft, forehead flap(範囲が広いとき)など
鼻　柱	nasolabial flap, composite graft, forehead flap(範囲が広いとき)など
鼻翼溝	shark island flap, nasolabial flap など

(文献 8 より引用)

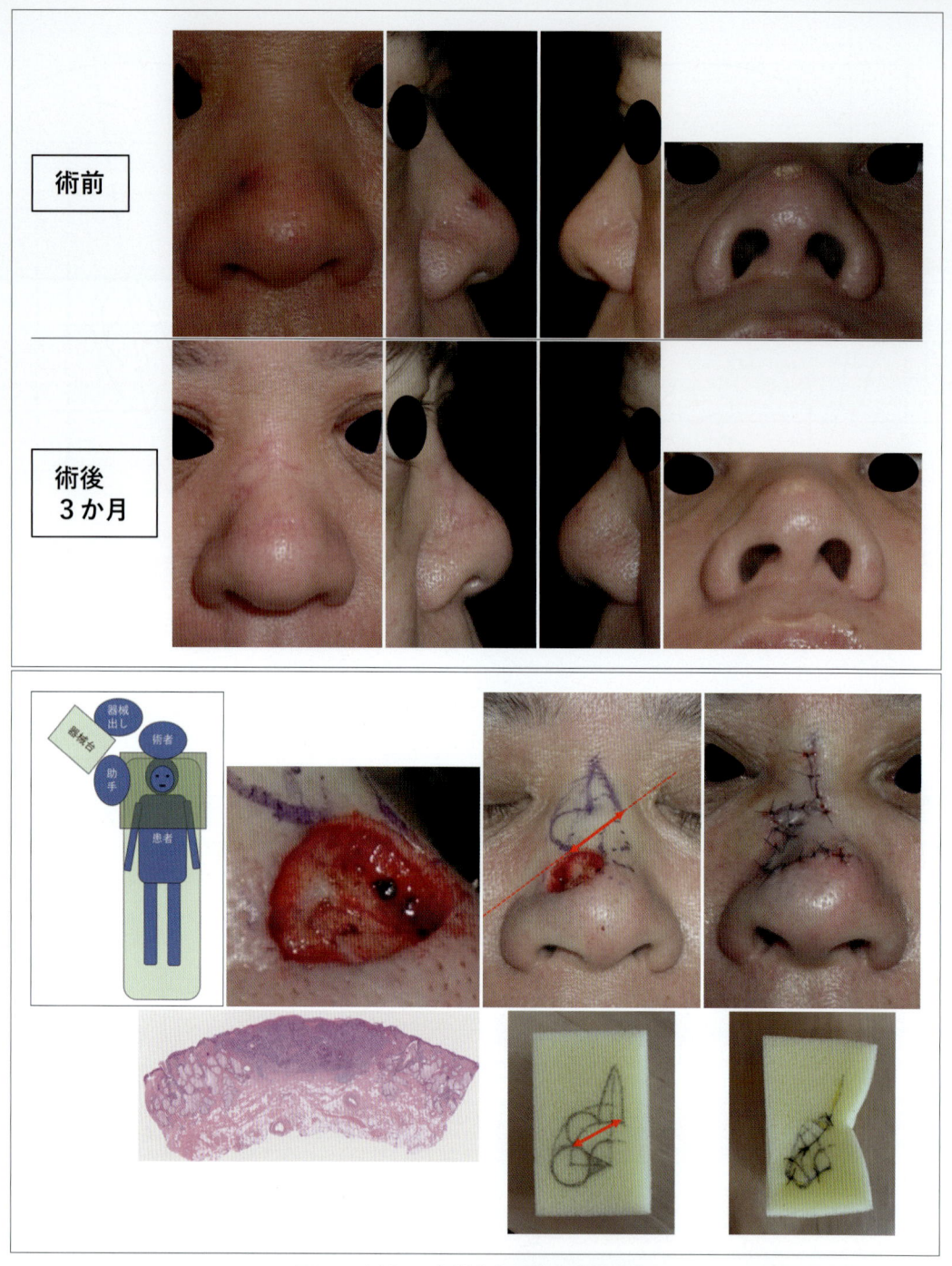

図 6. 症例 1：鼻背基底細胞癌（結節型）

3 mm 離して切除し bilobed flap で再建した．局所麻酔手術時の術者の配置をシェーマで示す（b）．皮弁をデザインする際，欠損-first lobe の境界と second lobe を結ぶ線上（両矢印の延長）に遊離縁が来ないよう配置した．

$\frac{a}{b}$

症例提示

＜症例 1＞鼻背基底細胞癌（結節型）（図 6）

54 歳，女性．右鼻背側壁に長径 7 mm の境界が

やや不明瞭な紅色結節を認めた．治療計画のなかで側方マージンの決定においては，アジア人で最大のサンプルサイズで解析した本邦からの報告[9]に基づいて 3 mm マージンとした．深部マージン

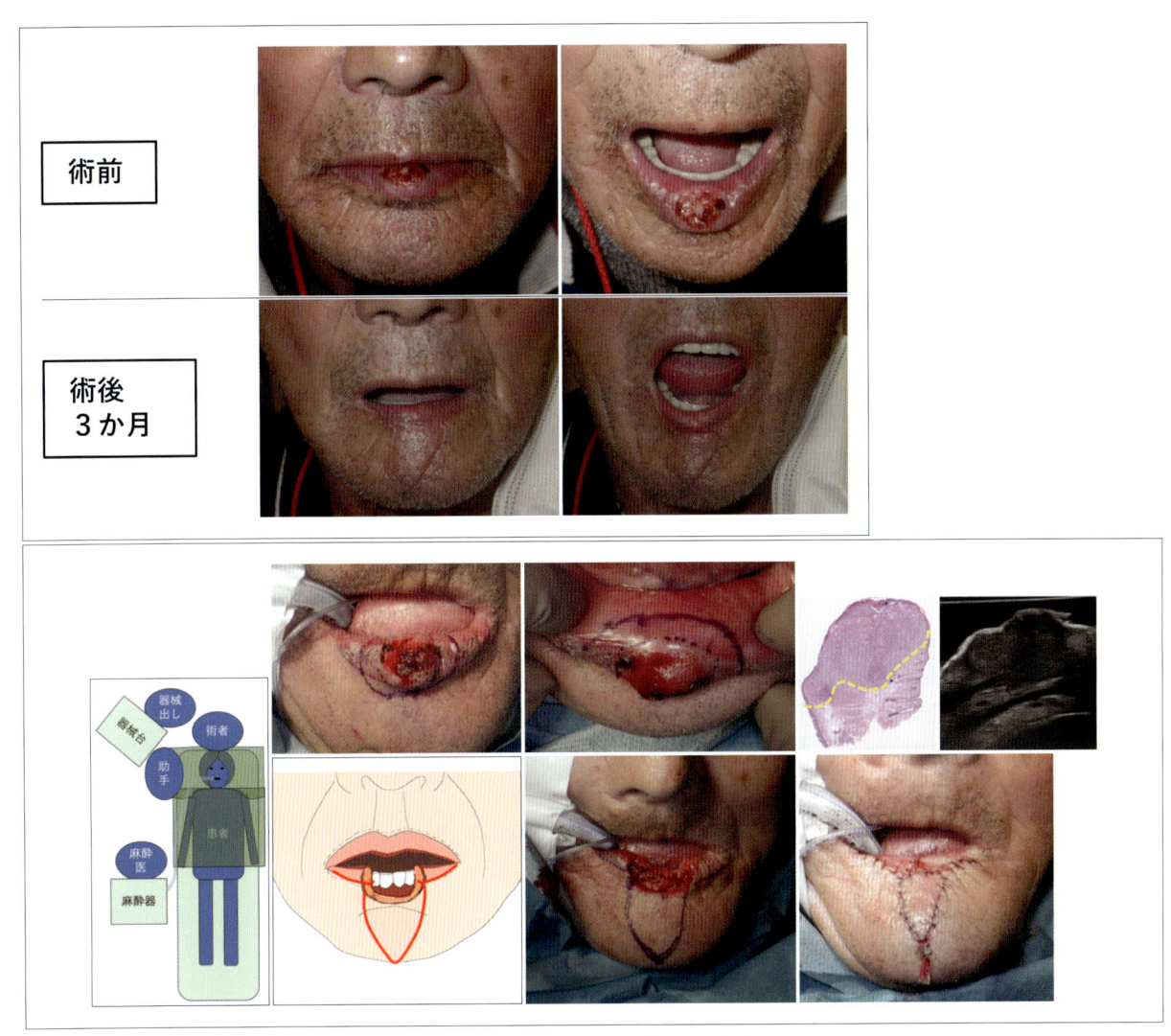

図 7. 症例 2：下口唇有棘細胞癌

側方を 6 mm 離し，下口唇全層で切除し bilateral vermilion advancement flap および
V-Y advancement flap で再建した．全身麻酔手術時の配置では，術者が患者の頭側
に立ち，介助者が術者の右側，麻酔医が患者の腰から下になるようにした．

は，本邦の頭頸部基底細胞癌の大規模コホート解析[10]に基づき筋上での切除とした．顔全体を露出するドレーピングを行い，局所麻酔下に切除した．Bilobed flap で再建する際，欠損-first lobe の境界と second lobe を結ぶ線上に遊離縁が来ないようにデザインした．術後は鼻背が軽度陥凹し鼻尖最前方点の pronasale がわずかに頭側に偏位しているが，鼻孔縁や眼瞼に目立った変形はない．

<＜症例 2＞下口唇有棘細胞癌（図 7）

83 歳，男性．下口唇の赤唇部に長径 18 mm の潰瘍を伴う結節を認めた．超音波検査で筋との境界が不明瞭だった．全身麻酔下に手術を計画し，挿管チューブは口角固定として，**図 7** のシェーマのように配置した．ドレーピングは頭と顔が露出され術中開口が可能であるように巻き込んだ．赤唇縁の連続性を保つため，エピネフリン添加の局所麻酔液を注射する前に white roll に刺青を行った．側方マージンは 6 mm，深部は下口唇全層の範囲で切除した．皮膚欠損は赤唇から一部白唇に及び，bilateral vermilion advancement flap で赤唇を，尾側からの V-Y advancement flap で白唇を再建した．術後は頤唇溝が不明瞭であるが，赤

唇縁の連続性は保たれており開口制限はなく義歯
装着も可能である.

まとめ

鼻と口唇の皮膚腫瘍外科を始めるためには,
解剖・腫瘍の特性・顔の診かたを知り,重心を安
定させた基本手技の反復練習を行うことが必要で
ある.

文 献

1) 野田美香ほか:基本手技. 専修医石嶋くんの眼瞼
   手術チャレンジノート. 金原出版, pp. 97, 2017.
2) 岡田恵美, 丸山 優:【整容面に配慮した皮弁】外
   鼻の再建. *PEPARS*, **6**:27-34, 2005.
3) Burget GC:Aesthetic reconstruction of the nose.
   Plastic Surgery(Mathes SJ ed), 2nd ed, Saunders,
   pp. 573-648, 2005.
4) Sugawara Y:Clinical anatomy. A Practical
   Approach to Asian Rhinoplasty. Springer, pp.
   33-35, 2020.
5) 寺師浩人ほか:【皮膚外科のための皮膚軟部腫瘍
   診断の基礎】皮膚外科のための腫瘍病理の見方.
   PEPARS, **100**:23-33, 2015.
6) 石原 剛:簡単にできる皮弁—局所皮弁の基礎と
   コツ—. 日皮会誌, **117**:2208-2209, 2007.
7) 鬼塚卓彌:顔面・顎変形. 形成外科手術書改訂第
   4版. 南江堂, pp. 668, 2007.
8) 松下茂人:鼻部悪性腫瘍への治療戦略. *Skin Can-
   cer*, **36**:110-119, 2021.
9) Nakamura Y, et al:2 mm surgical margins are
   adequate for most basal cell carcinoma in Japa-
   nese:a retrospective multicentre study on 1000
   basal cell carcinomas. *J Eur Acad Dermatol
   Venereol*, 34(9):1991-1998, 2020.
10) Matsushita S, et al:Prediction of the invasive
    level of basal cell carcinomas in the facial area:
    Analysis of 718 Japanese cases. *J Dermatol Sci*,
    99:152-157, 2020.

MB Derma, **357**：55-60，2025.

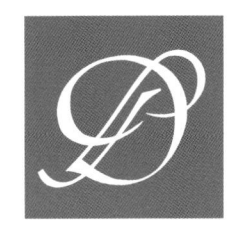

◆特集／皮膚外科 Basic & Advance

耳介や前額の手術

飯野志郎*

Key words：皮膚悪性腫瘍(skin cancer)，耳介再建(auricular reconstruction)，Franssen & Frechner's 法(Franssen & Frechner's method)，人工真皮(dermal regeneration template)，2 期的手術(two-step surgery)

Abstract 耳介は解剖学的な特徴として基本的に脂肪が薄く下床に軟骨がある部分が多い．そのため皮膚悪性腫瘍の手術においては，病変の切除に際して軟骨まで取るのかどうか？という深部切除マージンの設定に関する判断と，その複雑な形態ゆえの再建の難しさがある．一方で，前額部は顔面のなかでは比較的脂肪が厚く，flat な構造をしている部分なので，深部切除マージンの設定や再建は比較的容易である．両部位における皮膚悪性腫瘍手術の代表的な手術症例を供覧し，概説する．

序　文

　皮膚悪性腫瘍の手術は，その手技において「切除」と「再建」の大きく 2 つの行程に分類される．切除に際して最も重要なのは，視診，触診，ダーモスコピー，画像検査そして病理組織像による正確な「診断」である．ここでいう「診断」とは，単に病名を決定するだけではなく，腫瘍の病期や実際に切除する病変の境界や深さ，そして術後の再発や転移のリスクなどを正確に判断することまで含まれる．この正確な「診断」を根拠とした過不足のない病変の「切除」が皮膚悪性腫瘍手術の最初の行程である．そして，その「切除」の結果としてできた欠損に対して機能面・整容面を十分に考慮した「再建」を行うことが次の行程となる．しかし，すべての患者に対して画一的に癌種や疾患ごとの定型的な切除と再建をこなせばよいか？というとそういうわけでは決してない．例えば，皮膚悪性腫瘍患者の特性として高齢者が多いことから，安全面や手術侵襲にも十分に配慮することや，手術で

* Shiro IINO，〒910-1193 福井県吉田郡永平寺町松岡下合月 23-3　福井大学医学部皮膚科学講座，講師

目指すゴールをどこにするのか？という患者側との意思の確認も重要である．そういう意味では皮膚悪性腫瘍の手術は個々の患者に対するオーダーメイドの治療が求められているともいえるだろう．本稿では耳介と前額部における皮膚悪性腫瘍手術の考え方と実際に筆者が行っている手術について供覧し，概説する．

耳介皮膚悪性腫瘍手術の要点

　耳介に発生する皮膚悪性腫瘍はその大半が基底細胞癌と有棘細胞癌であり，これについては顔面のほかの部位と大差がないので，水平切除マージンについては各々の癌種で推奨される程度[1)2)]で切除すれば問題はない．しかし，深部切除マージンに関しては，耳介は解剖学的な構造として基本的に脂肪が薄く下床に軟骨があることが大半であるため，軟骨まで切除するのか？という判断の難しさが加わってくる．なぜならば，軟骨をどの程度切除するかにより再建法が大きく変わってくるからであり，このことが，もともと複雑な形態をしている耳介の手術をより困難なものにしている 1 つの要因といえる．

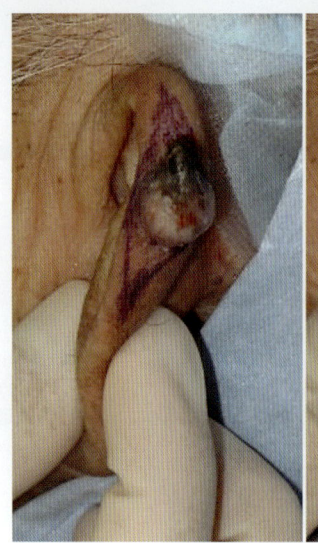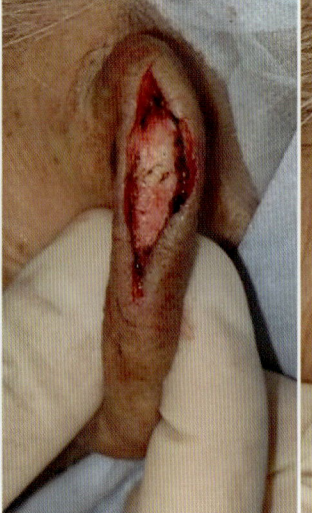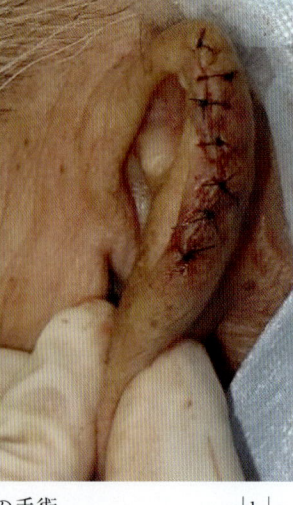

図 1. 脂肪組織までに限局した腫瘍の手術　　　　　a|b|c
a：耳輪部の高分化型有棘細胞癌
b：水平切除マージン 1 mm をとって軟骨膜上で切除した.
c：単純縫合で再建した.

耳介悪性腫瘍に対する軟骨切除の考え方

耳介の中で皮膚悪性腫瘍が最も発生しやすいとされる，耳輪部を例に軟骨切除と再建法の考え方を下記に示す．これは私案ではあるが，臨床的に腫瘍の深部への浸潤の程度を予測し，それによって深部切除の範囲と再建法を決定するものである.

① 脂肪組織までに限局→脂肪組織全層で切除し，再建（単純縫合，植皮，局所皮弁による皮膚のみの再建）

境界明瞭な日光角化症や高分化型有棘細胞癌，小さい基底細胞癌などがこれにあたる．視診や触診で明らかに病変が脂肪組織までに限局しており，下床の軟骨への浸潤がないと判断した場合は，病変を軟骨膜上で切除したうえで通常の皮膚欠損と同様の考え方で再建を行う（**図 1**）.

② 軟骨浸潤がある→広範囲楔形切除術，耳介部分切断術＋断端形成術

臨床的に明らかに軟骨への浸潤があると考えられるものに対しては，広範囲楔形切除術や耳介部分切断術（＋断端形成術）が適応になるが，この場合，術後に高度の耳介変形が必発となる．ただ，一般的にこうした症例は超高齢者に多いため，術後の耳介変形に対してどこまで整容面を追求した

再建を行うか？については，慎重な検討が必要である．患者の年齢や ADL によっては，局所麻酔で行うことのできるような低侵襲な手術を優先することを考慮するべきである.

③ 軟骨に浸潤している可能性がある（どちらかわからない）→下床の軟骨を最小限で切除し，Franssen & Frechner's 法（後述）による再建または人工真皮を用いた 2 期的手術

最も多いのがこのパターンである．この場合，軟骨の温存を試みたい症例については後述する人工真皮を用いた 2 期的手術も選択肢の 1 つであるが，ここでは軟骨を切除して 1 期的に再建する方法を解説する．まず，臨床的に軟骨に浸潤しているのかどうかわからない症例を 1 期的に再建するのであれば，確実な深部断端を確保するため軟骨も切除してしまうのが現実的である．ただし，③は上述した ② の場合とは異なり，「腫瘍の根治」のためには病変の直下の軟骨を最小限に切除すれば十分である．しかしながら，このような症例に対しても，もし楔形切除術を用いて治療する場合は皮膚と軟骨を縫合するために腫瘍の根治に必要な分よりもさらに広範囲の軟骨と皮膚のトリミングを追加する必要がある．この楔形切除術における追加の軟骨のトリミングの問題点として，メル

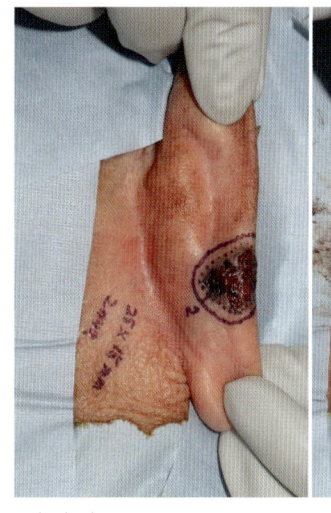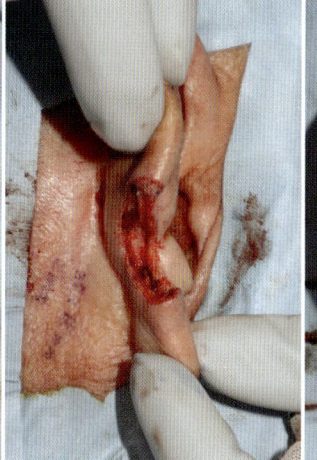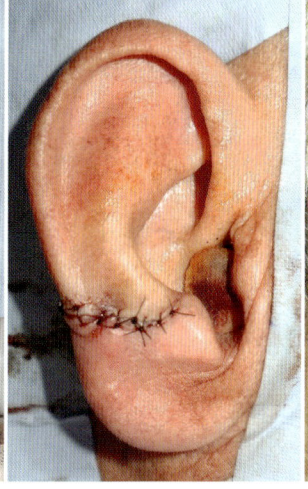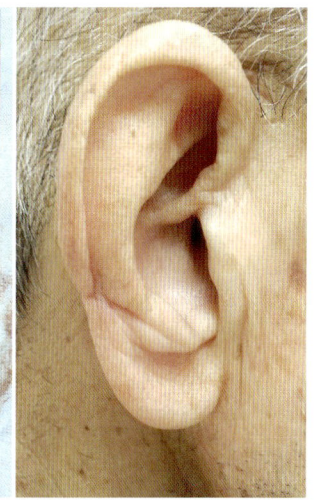

a | b | c | d

図 2. 楔型切除術の実際
a：耳輪部基底細胞癌
b：潰瘍形成があったため腫瘍の下床の軟骨も切除
c：軟骨のトリミングを追加し，軟骨と皮膚を単純縫合した．
d：術後 1 年で縫合部にノッチを形成している．

クマールがないので意外に難しく，やり方を誤ると術後の変形をきたしやすいということが挙げられる[3]（**図 2**）．そこで楔形切除術のこのような欠点を補う簡便な方法として筆者が推奨したいのが，下記に示す Franssen & Frechner's 法[4] である．

Franssen & Frechner's 法

耳輪部の欠損の再建については，代表的なものとして Antia-Buch（A-B）法がある[5]．A-B 法は耳介後面の皮膚を茎として耳輪脚側と耳垂側から軟骨・皮膚を前進させて欠損を被覆する方法で，楔形切除術のような術後の耳介変形も少ないとされる術式であるが，耳輪脚側から挙上する V-Y advancement flap の手技がやや煩雑であるのに加えて，それに伴う耳輪脚部の瘢痕がメガネやマスクをかける部分に一致するため，術後の疼痛をきたすことがある．一方で A-B 法の変法である Franssen & Frechner's（F-F）法は，A-B 法の耳輪脚側の V-Y advancement flap を省略する代わりに，耳垂側の皮弁の舟状窩に沿った耳垂側への切開を軟骨がなくなる部分まで延長して，バックカットを加えたものである[4]．バックカットは通常皮膚に余裕のある耳垂の近傍に作成する（**図 3-a**）．腫瘍直下の軟骨のみ最小限切除し，舟状窩に

デザインした切開線に沿って耳介前面の皮膚と軟骨を耳介後面皮膚に達するまで切開し（**図 3-b**），耳介後面の皮膚と軟骨を十分に剝離して，耳介後面の皮膚を茎とした皮弁を挙上する（**図 3-c**）．皮弁を欠損部分に移動させ縫合し，耳介後面で dog ear を修正する（**図 3-d**）．この方法は簡便な手技で A-B 法と同程度の欠損の被覆が可能であり，術後のリザルトも A-B 法よりも優れていたとする報告もある[6]．楔形切除術と比較しても，舟状窩などのわかりやすいメルクマールが存在するため皮弁のデザインがしやすい．くわえて軟骨の追加のトリミングも不要で，軟骨同士の縫合も緊張が少ないため容易である．局所麻酔下で十分施行可能な手技でもあるため，皮膚悪性腫瘍の発生する頻度が比較的高い高齢者の耳輪部の手術において，F-F 法は有効な選択肢の 1 つである．

前額部の皮膚悪性腫瘍手術の要点

前額部に発生する皮膚悪性腫瘍は，顔面のほかの部位と同様にそのほとんどが基底細胞癌と有棘細胞癌である．また，解剖学的に比較的しっかりとした脂肪組織と筋層があり，腫瘍切除の際，layer の把握がしやすい部分である．通常，腫瘍の深部切除マージンは，まず脂肪組織全層での切除

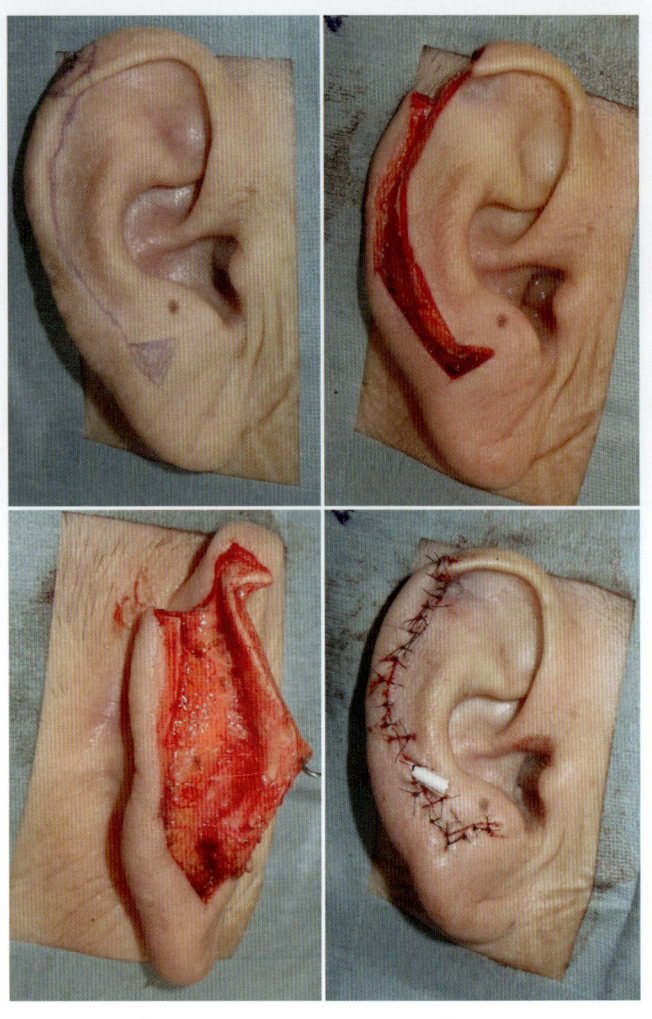

図 3.
耳輪部基底細胞癌に対する F-F 法
　　a：舟状窩に切開線を置き，耳垂部近傍に
　　　　バックカットをデザインした.
　　b：腫瘍の下床の軟骨を最小限切除し，腫瘍
　　　　を耳介前面の皮膚・軟骨を耳介後面の皮膚
　　　　に達するまで切開した.
　　c：軟骨と耳介後面の皮膚を十分に剝離し，
　　　　耳介後面の皮膚を茎とした皮弁を挙上した.
　　d：皮弁を移動させ，軟骨と皮膚を縫合固定
　　　　した.

を目安に設定されることが多いと思われるが，仮にこれより深部に浸潤している可能性があるとしても，下床の筋層を適宜追加で切除することも容易である．したがって前述した耳介よりは比較的深部切除マージンの設定がしやすい部位といえる．再建についても，前額は比較的 flat な部位であるため，欠損が平面的になりやすく植皮がしやすいのと，欠損に隣接するドナーサイトにも余裕がある部位なので局所皮弁による再建法の選択肢も多い．以上から，前額部は顔面のなかでは比較的手術がしやすい部位であると考えられる．ただ，そのなかで問題になるとすれば，腫瘍が大きくマージンの確保に確証が持てない症例（過剰な切除マージンを取ると侵襲が大きすぎると考えられる症例）や，術前の部分生検で確定診断が得ら

れない症例（全切除生検でしか診断確定できない症例），あるいは基礎疾患などの患者側の理由により長時間の手術や全身麻酔の手術が不向きな症例などがある．このような症例に対して当科ではTwo-step surgery（TSS）[7]を積極的に行っている．

Two-step surgery（TSS）

　TSS は人工真皮（Integra® 真皮欠損用グラフト）を用いて 2 期的に全層植皮術で再建する手術で，簡単にいえば皮膚悪性腫瘍手術において「切除」と「再建」の行程を分割する手技である．まず，最初の手術で腫瘍を切除し，欠損に人工真皮を縫合固定する（**図 4**）．そして再建までの 3〜4 週の期間で切除検体の永久標本を作製し，病理組織診断（最終診断と断端の評価）を行う．結果を踏まえて全

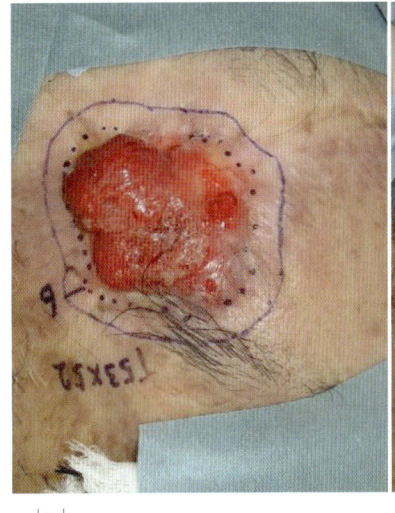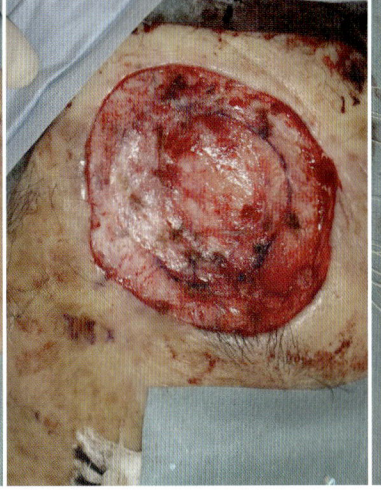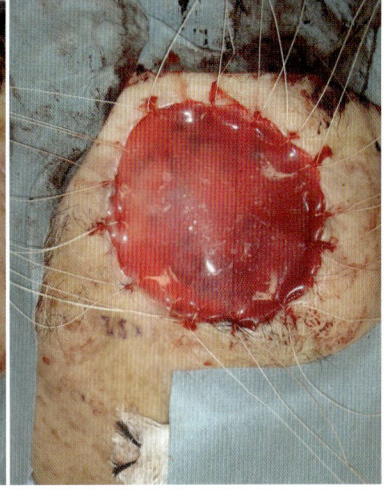

a | b | c

図 4. TSS の実際（初回手術）

a：前額部の熱傷瘢痕癌

b：1 回目の手術で局所麻酔下に腫瘍を切除した.

c：人工真皮（Integra® 真皮欠損用グラフト）を創部に縫合固定した.

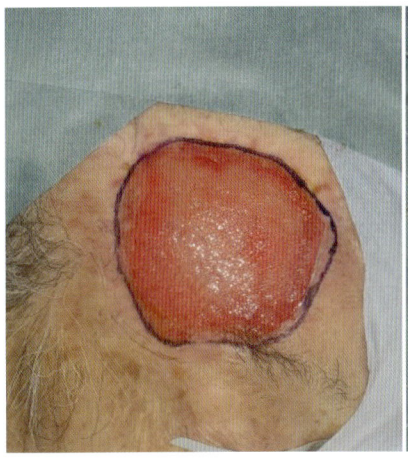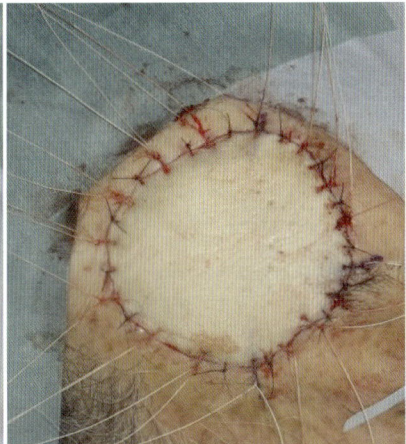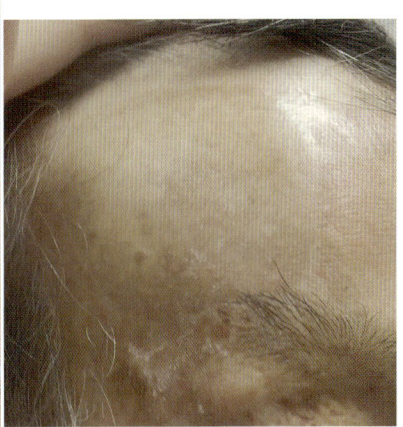

a | b | c

図 5. （図 4 と同一症例）

a：4 週後, 腫瘍切除後の創部には人工真皮を足場とした良好な肉芽形成がみられた.

b：下腹部から graft を採皮し, 全層植皮術で再建した.

c：1 年後, 腫瘍の再発はなく整容面においても良好な結果となった.

層植皮術での再建を行う（**図 5-a, b**）. この際, もし断端が陽性であれば追加の切除も併せて行うことになる. この手術法のメリットとして, ① 永久標本で切除断端を確認してから再建できること, ② 人工真皮によって形成された肉芽の上に全層植皮を行うことにより, 良好な術後結果が得られること, ③ 1 回の手術時間を短縮できること, などのメリットがある[8].

　① については, 永久標本とはいっても本邦の切除標本は通常いわゆる「パン切り型」やそれに準じ

た方法で作成されるため, 海外のガイドラインで推奨されているような完全な断端の評価（Peripheral and deep en face margin assessment：PDEMA）[9]を行うことはできない. それでも術中迅速診断で行われているような, 病変や周囲組織の一部分を凍結切片で評価するよりもはるかに正確な診断が可能であり, この結果を確認してから再建できるというメリットは大きい. 例えば,「こめかみ付近に大きい腫瘍があり, まずは顔面神経側頭枝の温存を試みたい」というように, 正確な

病理組織学的診断をもとに健常組織を温存したい場合はTSSが良い適応になる．また，万が一1回目の手術で断端での腫瘍細胞が陽性になった場合でも，Integra® 真皮欠損用グラフトはコラーゲン層に添加されたグリコサミノグリカンの作用により，過剰な創収縮を抑制することが知られており[10]，追加の切除に際して残存病変のオリエンテーションがつきやすい．

②については，人工真皮によって構築された良好な肉芽組織に植皮することで，全層植皮であれば含皮下血管網植皮と同等の結果[11]，ないしは皮弁術と同等の結果を得られるとされる[12]（図5-c）．ただし，1期的に全層植皮した場合と差がなかったとする報告[7]もあるので，②を主要な目的としてTSSを選択することは少ないかもしれない．

③のメリットに関しては，切除と再建の行程を分割することにより，1回の長い手術を2回の有意に時間の短い手術に分割することが可能となる[7]．これにより，症例によっては全身麻酔の必要な手術を2回の局所麻酔術に分割して行うこともできるため，超高齢者や基礎疾患の多い患者にとっては大きなメリットになる．

逆に，TSSのデメリットとしては手術を2回行わなければならないことと，結果として上皮化までの期間が延長されることである．術式としてTSSを選択する際は，これらのメリット，デメリットを踏まえて症例を選択する必要がある．

文　献

1) Nakamura Y, et al：2-mm surgical margins are adequate for most basal cell carcinomas in Japanese：a retrospective multicentre study on 1000 basal cell carcinomas. *J Eur Acad Dermatol Venereol*, **34**：1991-1998, 2020.

2) Baba N, et al：Narrower clinical margin in high or very high-risk squamous cell carcinoma：a retrospective, multicenter study of 1,000 patients. *J Dtsch Dermatol Ges*, **20**：1088-1099, 2022.

3) McRae MC, et al：A novel method of auricular reconstruction. *Ann Plast Surg*, **62**：554-555, 2009.

4) Franssen BBGM, et al：Caudal Antia-Buch reconstruction for helical defect reconstruction：Burow's triangle always in the lobule. *Eur J Plast Surg*, **33**：105-107, 2010.

5) Antia NH, et al：Chondrocutaneous advancement flap for the marginal defect of the ear. *Plast Reconstr Surg*, **39**：472-477, 1967.

6) Rasha A, et al：Antia-Buch versus Franssen-Frechner Technique. *Plast Reconstr Surg Glob Open*, **9**：e3498, 2021.

7) Iino S, et al：Retrospective evaluation of the utility of two-step surgery for facial basal cell carcinoma and squamous cell carcinoma. *Front Surg*, **9**：915731, 2022.

8) 飯野志郎：顔面皮膚悪性腫瘍の切除と再建．流れのわかる皮膚外科手術（飯野志郎，門野岳史編）．中外医学社，pp.84-85, 2021.

9) National comprehensive cancer network：Squamous Cell Skin Cancer, NCCN Guidelines Version 1. 2024.

10) Shafritz TA, et al：Specific effects of glycosaminoglycans in an analog of extracellular matrix that delays wound contraction and induces regeneration. *Wound Repair Regen*, **2**：270-276, 1994.

11) 河合勝也ほか：人工真皮を応用した遊離植皮術．*PEPARS*, **34**：74-81, 2009.

12) Iino S, et al：Two-phase Surgery Using a Dermal Regeneration Material for Nail Unit Melanoma：Three Case Reports. *The Open Dermatol J*, **11**：81-86, 2017.

MB Derma, 357：61-77, 2025.

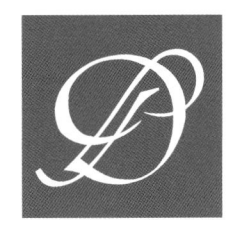

◆特集／皮膚外科 Basic & Advance

皮膚科医が行う指趾・手足の手術

須山孝雪*

Key words：腱鞘巨細胞腫（giant cell tumor of tendon sheath），切断（amputation），切開線（incision line），Ledderhose 病（Ledderhose's disease），正中神経反回枝（recurrent branch of median nerve）

Abstract 指趾や手足の処置や手術は日常診療や時間外診察でよく遭遇するが，多くの皮膚科医にとって苦手意識の強い分野である．指趾によく生じるグロムス腫瘍，神経鞘腫，腱鞘巨細胞腫，表皮嚢腫，外骨腫のほかにも様々な腫瘍がある．腫瘍切除後の比較的小さな欠損創でも縫縮により伸展・屈曲の機能を低下させる場合は植皮や皮弁で再建を行う．足趾の切断が必要な場合，拇趾では MP 関節離断を回避し，基部を残した骨切りが望ましい．Ⅱ，Ⅲ，Ⅳ趾の切断では隣接趾の内反・外反が生じやすいため，患趾は中足骨で切断するとよい．手掌や手背には推奨された切開線があり，基本はジグザグに切開線を設ける．足底荷重部の皮膚欠損には土踏まずや小指球をドナーとした植皮や皮弁が望ましい．神経や血管の走行にも留意すべきで，例えば母指球部の深部に手術操作が及ぶ場合，正中神経反回枝を損傷しないよう注意する．

はじめに

トゲ抜きや外傷・熱傷，陥入爪，腫瘍切除など，指趾・手足の処置や切除・縫合は日常診療や時間外診察でよく遭遇する．しかしながら，指趾・足底・手掌の手術は「手の外科」を専門としていない多くの皮膚科医には苦手意識の強い分野である．爪下腫瘍や皮膚腫瘍の切除・再建を中心に，皮膚科医自身で対処可能な手技について症例を供覧し，コツや注意点を概説する．

指 趾

指趾によく生じる腫瘍にはグロムス腫瘍などの血管腫・血管奇形，静脈瘤・静脈血栓，神経鞘腫などの神経系腫瘍，腱鞘巨細胞腫，神経脂肪腫，痛風結節，ガングリオン・粘液嚢腫，ヘバーデン

* Takayuki SUYAMA, 〒343-8555 越谷市南越谷 2-1-50 獨協医科大学埼玉医療センター皮膚科，准教授

表 1. 指趾によく生じる腫瘍

ガングリオン，粘液嚢腫
血管腫（グロムス腫瘍を含む）
神経系腫瘍（神経鞘腫など）
痛風結節
腱鞘巨細胞腫
粉瘤（表皮嚢腫）

結節，外傷性表皮嚢腫（粉瘤），外骨腫などがある（**表1**）．しかし，結節性汗腺腫など指趾を好発部位としない腫瘍も生じるため（**図1**），術前診断は難しい．腱鞘巨細胞腫は良性腫瘍であるが，腱鞘にまで腫瘍が至っており，十分な切除を行えば腱が露出[1]する（**図2**）．また，単純縫縮できない術後の欠損創で，小さいサイズであればオープントリートメントとして上皮化を待つこともできるが，指趾の伸展・屈曲を障害し機能を低下させる場合は植皮や皮弁で再建する（**図3**）．

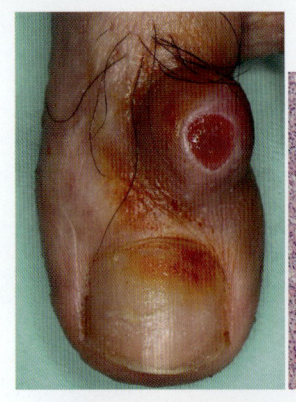
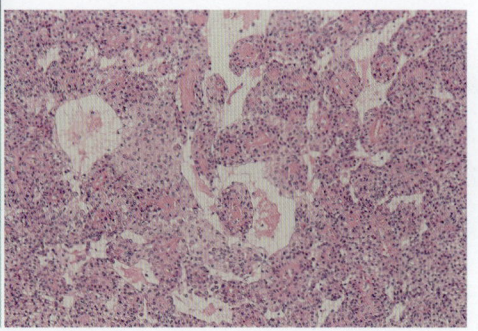

a│b

図 1.
足趾に生じた結節性汗腺腫（nodular hidradenoma）
好発部位は顔面・頭部だが，指趾に生じることもある.
　a：臨床像
　b：病理組織像

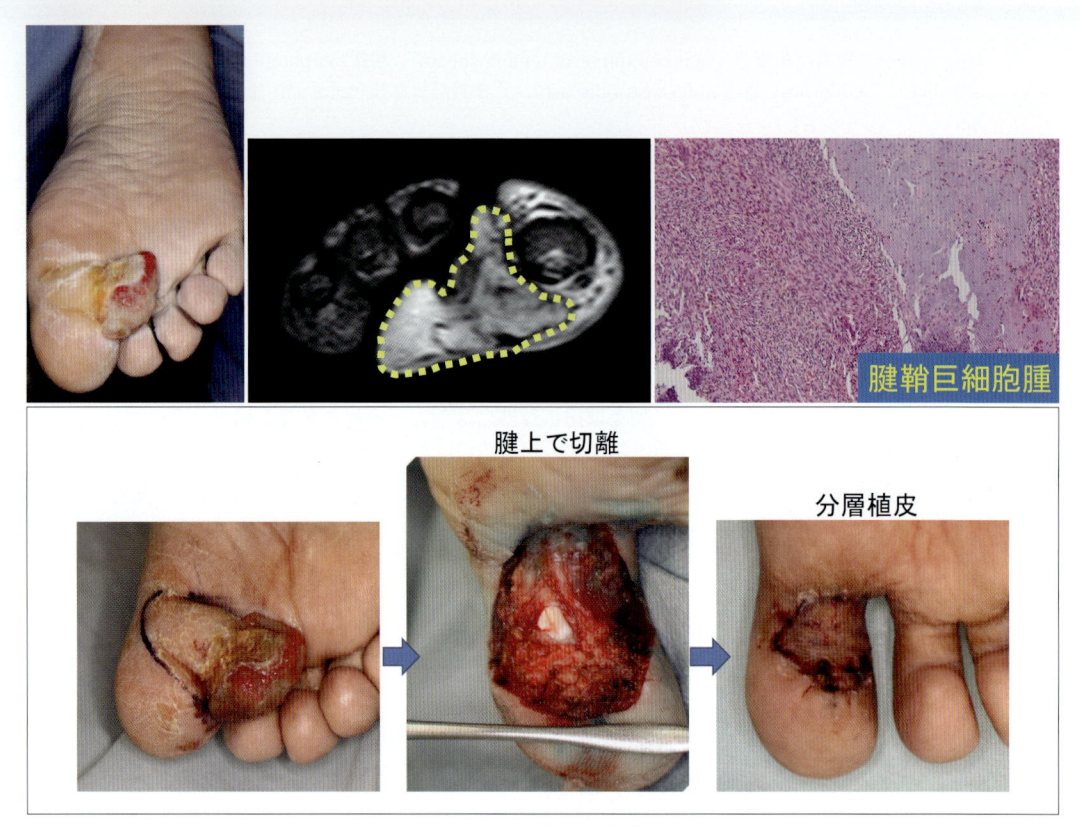

腱鞘巨細胞腫

腱上で切離

分層植皮

図 2. 腱鞘巨細胞腫

a│b│c
　d

a：臨床像
b：MRI 像．腱近傍にまで腫瘍が存在する.
c：病理組織像
d：腫瘍を腱上で切離とし，植皮で再建

手掌や手背には推奨された切開線があり，基本はジグザグ切開（Bruner's incision）と指側方正中に切開線を設ける[2]（図4）.

指趾の手術では出血が著しい．このため良性疾患やリンパ流を妨げても問題のない手術ではタニケットを用いている．上腕や大腿など近位側で駆血を行うこともあるが，多くは局所麻酔下で行う小手術のため，指趾にネラトンカテーテルや手術用グローブを装着して行う[3]（図5）．ネラトンカテーテルを指趾基部に巻く場合はあらかじめゴムバンドやガーゼなどで駆血を行う必要があるが（図5），手術用グローブを用いる場合はグローブ

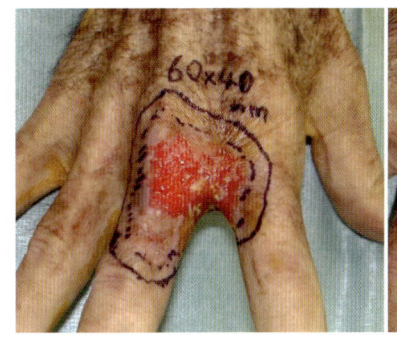
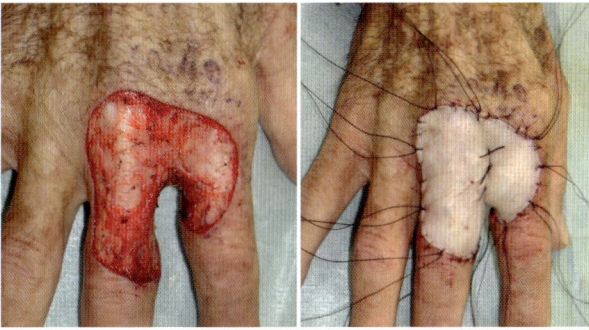

a | b | c
| d |

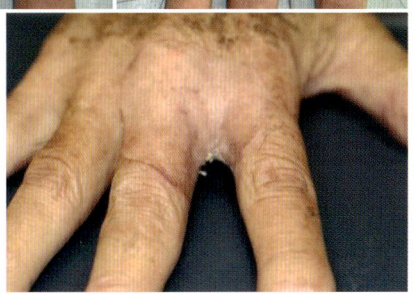

図 3.
ボーエン病
　a：切除範囲
　b：パラテノン（腱傍組織）上で切除
　c：全層植皮直後
　d：術後．指の拘縮を避けるため，小範囲
　　　の欠損でも植皮を行う．関節の拘縮を避
　　　けるため，術後に長期の安静は避ける．

図 4.
手の基本切開線
指ではジグザグ切開（Bruner's incision）
と側正中切開（midlateral incision）の組み
合わせが基本．手掌はシワに沿った切開
線が基本．
（西村礼司ほか：【手外科必修ハンドブッ
ク—専門医取得のためのファーストス
テップ—】基本的手技 皮膚切開の基本デ
ザイン．形成外科，63（増）：s25，2020．
をもとに筆者作成）

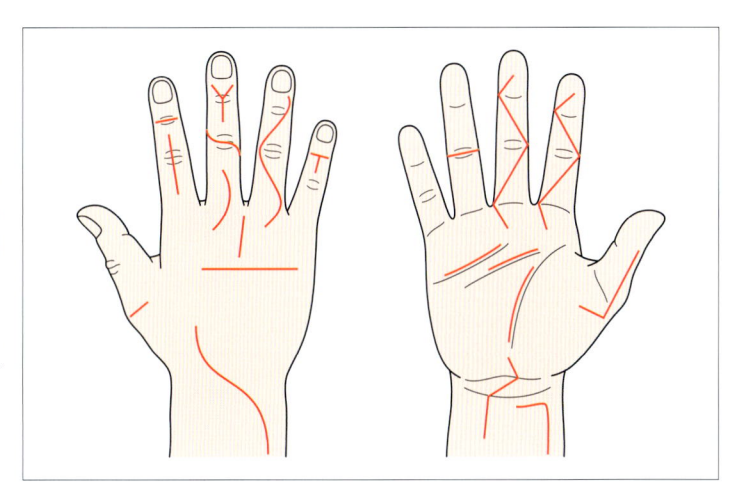

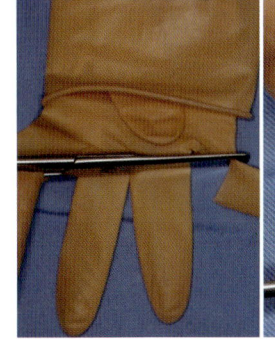
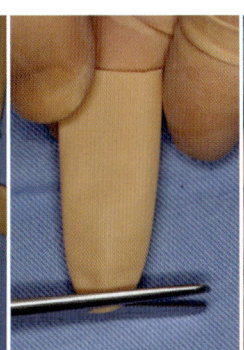
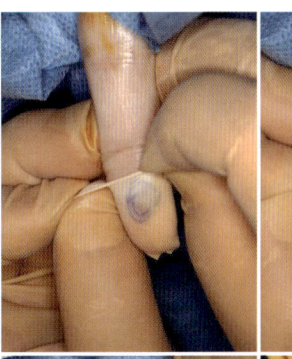
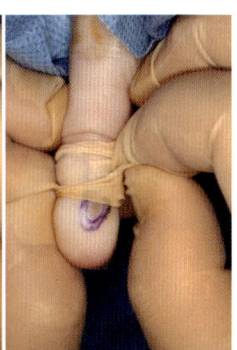

a | b | c | d
| e | f |

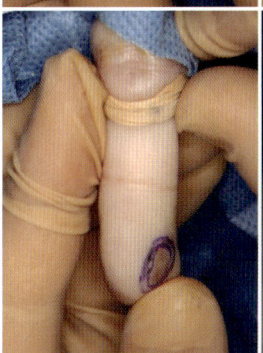
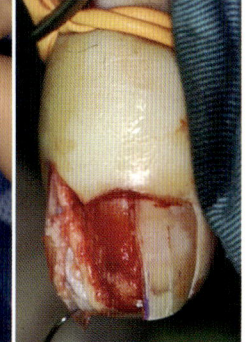

図 5.
指（趾）の駆血法
a〜e 手術用のグローブを用いる方法
　a：グローブの小指を切る．　　b：先端を少し切る．
　c：患指に被せる．　　d：先端から巻き上げる．
　e：基部まで巻き上げる．
　f：ネラトンカテーテルを用いる方法．隆起性病変にも使
　　　え，再装着も行いやすいが，ネラトンを強く巻きすぎて神
　　　経障害を生じぬよう注意する．

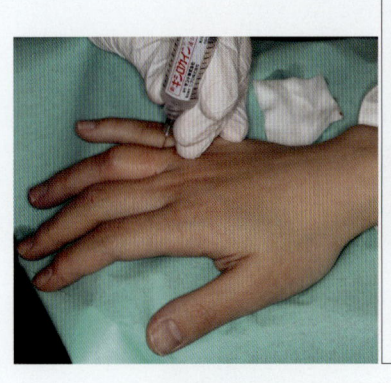
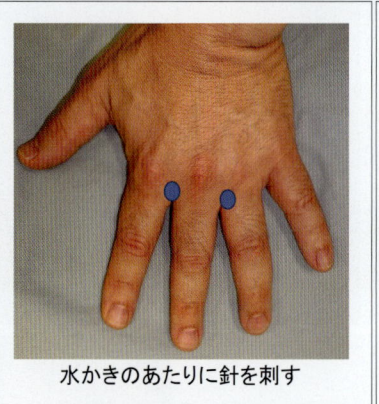

水かきのあたりに針を刺す

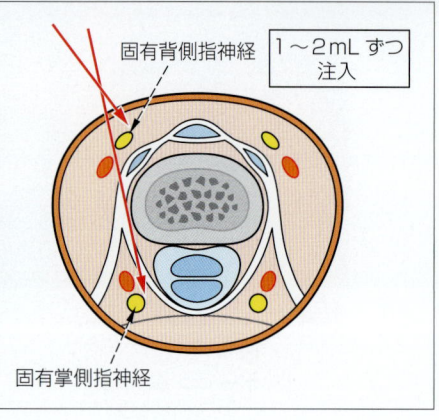

固有背側指神経

1〜2mLずつ注入

固有掌側指神経

図 6. 指ブロック(Oberst 法)

a│b│c

MP 関節の 1 cm ほど末梢,web space と言われる"みずかき"のあたりにペンホルダーで注射する(a,b).
浅い部位(固有背側指神経)と深い部位(固有掌側指神経)近傍に局所麻酔薬を注入する(c).
神経,血管に注射しないよう,穿刺中にしびれや逆血の有無を確認する.

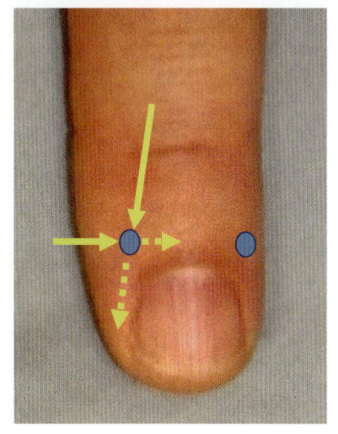

図 7. 遠位翼状ブロック(distal wing block)
近位爪郭から遠位側に局所麻酔を注入
局所麻酔は両側で 2〜3 mL 程度の注入

そのもので駆血が行えるため,簡便で愛護的である.しかし隆起している病変ではグローブによるタニケットは行えない.一般に上腕や大腿での駆血は一般に 90 分間可能とされるが,指趾では 30 分程度経ったら一度駆血を解除している.

　局所麻酔法について詳細は他稿(p.7)に譲る.ここでは筆者らが行っている方法を中心に簡単に述べる.指趾切断術など深部まで手術操作が及ぶ場合は指趾の伝達麻酔を行っている[3].様々なブロック法があるが,Oberst 法が現在でも広く用い

られている(**図6**).2か所から注射を行う必要があり,刺入時に神経障害に気をつけなければならない.このほか,掌側に 1 か所のみ注射する皮下ブロックや腱鞘内注入法があるが,皮下ブロックは指背側の麻酔効果が弱く,腱鞘内注入法は腱損傷や感染のリスクがある.切断術や骨にまで手術操作が及び,術後の疼痛緩和が必要な場合はリドカインにロピバカイン(アナペイン®)やレボブピバカイン(ポプスカイン®)を 1:1 で混合して使用している.爪やその周囲だけの手術であれば遠位翼状ブロック(distal wing block:ウイングブロック)でもよい[4](**図7**).いずれもエピネフリンが添加されていない局所麻酔薬を用いている.止血や麻酔作用延長効果があるため,エピネフリン添加リドカインを指趾や耳介に用いても血行障害がない患者では有害事象が生じてこなかったため[5)6)],2020 年12 月以降は添付文書上も禁忌ではなくなった.

　「とげぬき」は通常,異物鑷子やマイクロ鑷子などを用いる.時間が経過し深部にとげが埋没している場合は切開して異物を除去する.その際,出血して術野が見えなくなるので手術用グローブなどのタニケットを用いるとよい.術前の X 線写真や表在エコーが役立つ(**図8**).汚染創であれば破傷風トキソイドの接種も検討する.

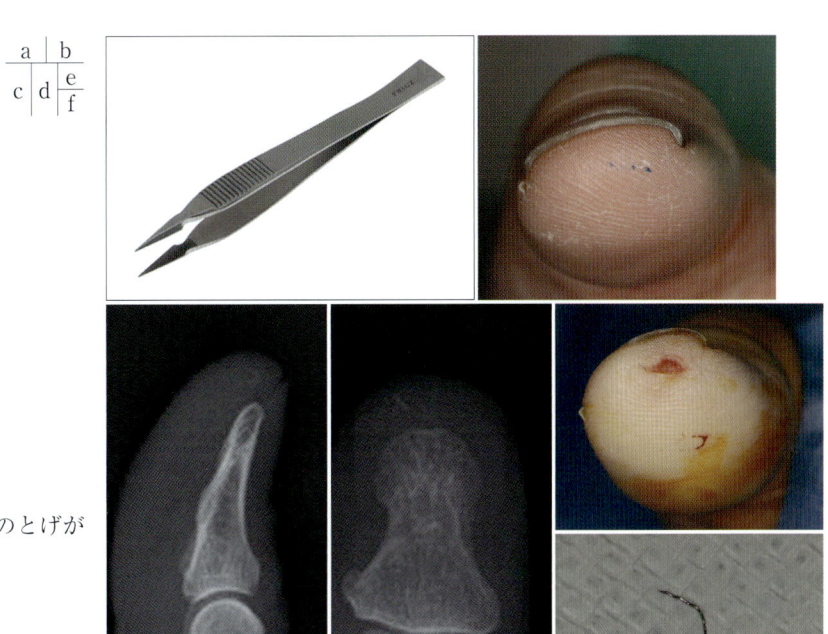

図 8.
とげぬき
　a：異物鑷子
　b：半年前，作業中に金網のとげが
　　ささった.
　c：X線側面像
　d：X線正面像
　e：5 mm 長で深さ 1 cm ほど皮切
　f：2 mm 長の金属のとげを除去（写
　　真背景はガーゼ）

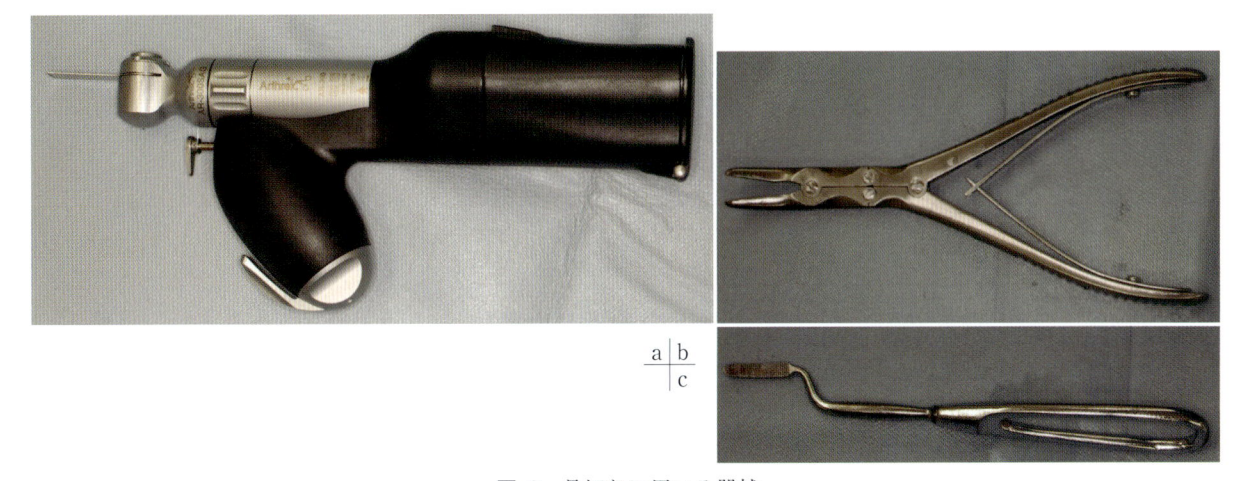

図 9. 骨切りに用いる器械
　a：ボーンソー（Arthrex Power 300®）. 電動式でバッテリーを装填する充電仕様のもの.
　　コードがなく，軽量で手振れが少ない.
　b：リュエル
　c：骨やすり

　悪性腫瘍が深部に浸潤して患指趾を温存できな
ければ切断する．切断術に用いる器械を図9に示
す．ボーンソーには，分層採皮に用いるダーマ
トームと同様に電動式と気動式が存在する．指趾
骨の切断にそれほどパワーは必要ないので，筆者
らは手振れせず正確に骨切りを行える小型の電動

式ボーンソーを使用している．骨断端から出血す
る場合は少量のボーンワックスを塗布する．骨断
端にヤスリをかける．通常，断端は指腹側（手掌・
足底側）の皮弁で被覆するが（図10），皮弁が足り
ないときは創床の肉芽形成を待ち二期的に植皮を
行う（図11）．Ⅱ～Ⅳ趾の基節骨での切断では隣接趾

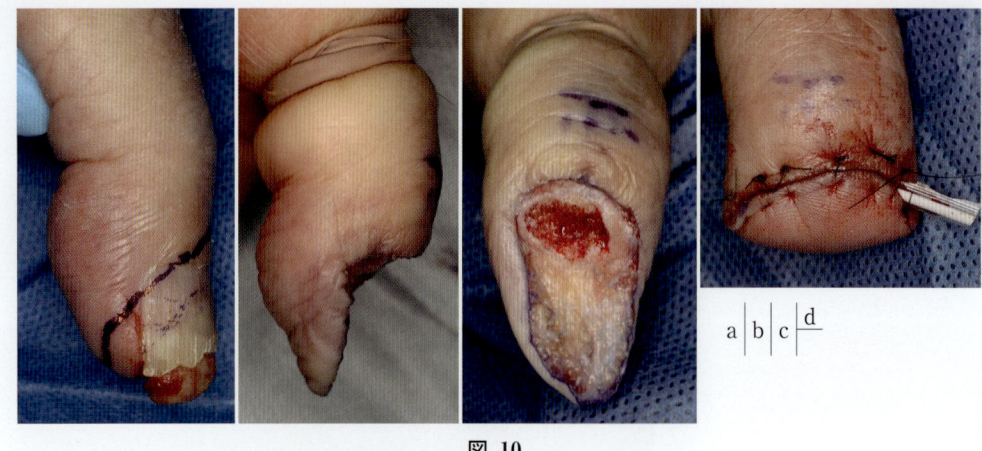

図 10.
a：左拇指爪下有棘細胞癌の切除
b，c：末節骨を切断し，MP 関節は温存している．
骨断端から微出血があるが，ボーンワックスは使用していない．
d：指腹部の皮弁で断端を被覆し，粗めに縫合

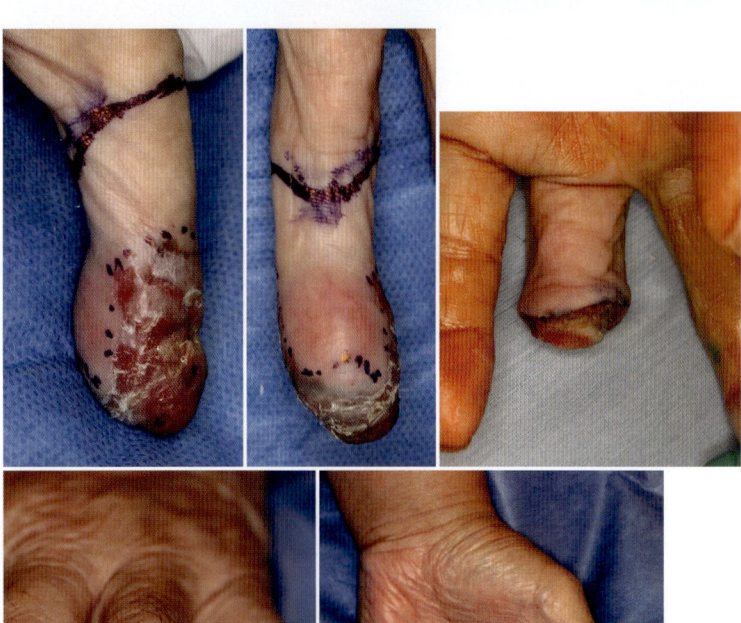

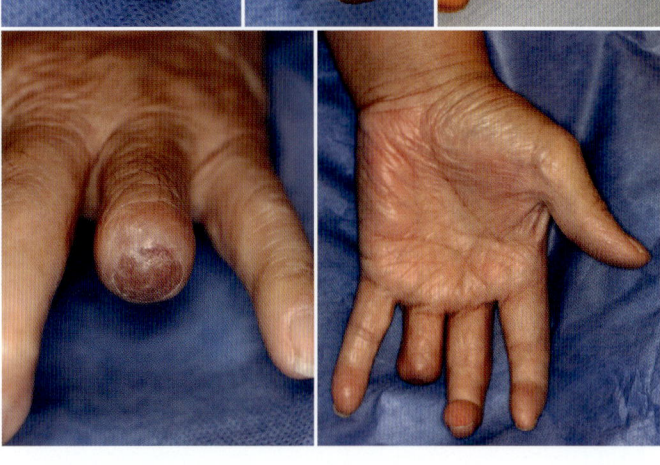

図 11.
左環指メラノーマ
a，b：DIP を残して切断
c：指腹の皮弁が足りないため，欠損部
　を被覆できず
d，e：肉芽組織の形成を待って，全層
　植皮

の内反・外反が生じやすい．これを避けるため，患趾は中足骨で切断するとよい[7]（**図 12**）．また母趾の切断では，IP 関節での関節離断は問題ないが，MP 関節で離断を行うと種子骨を介した屈筋腱群（短母趾屈筋・母指外転勤・母指内転筋）の付着部を失うため，基節骨基部で骨切りを行い[8]，屈筋腱の断端は伸筋腱と縫合している．やむなく MP 関節離断する場合は，これに短母趾屈筋を縫合する（**図 13**）．足趾で虚血や感染を伴う場合，切断部が関節近傍で関節軟骨が露出していると組織癒着に

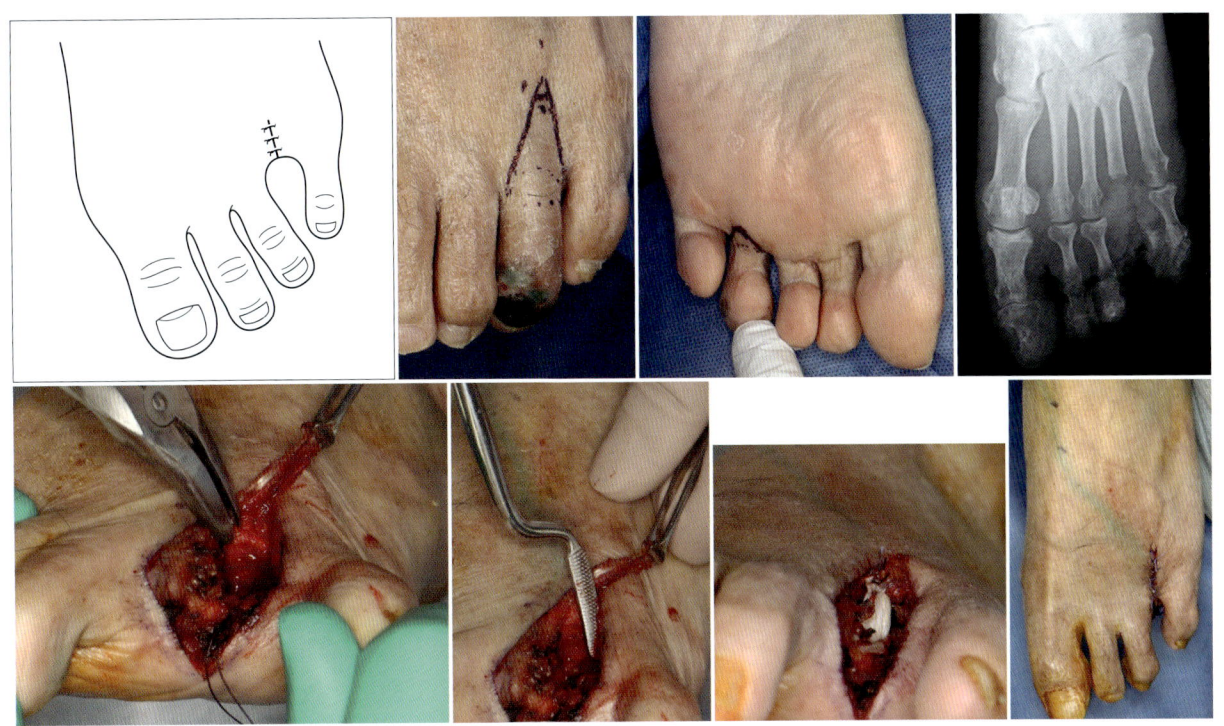

a	b	c	d
e	f	g	h

図 12. 左Ⅳ趾メラノーマ

a：Ⅱ〜Ⅳ趾の基節骨での切断では隣接趾が外反・内反を生じるので，中足骨で切断

b：足背は三角に　　c：足底は丸く，切除線をデザイン（ラケット型）

d：X線正面像．中足骨で切断　　e，f：リュエル，骨やすりで骨断端を整える．

g：残存する腱の断端同士を縫合　　h：閉創

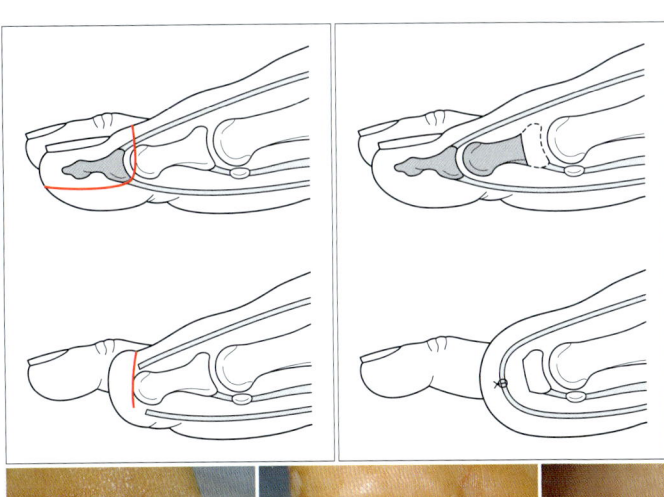

a	b	
c	d	e	f

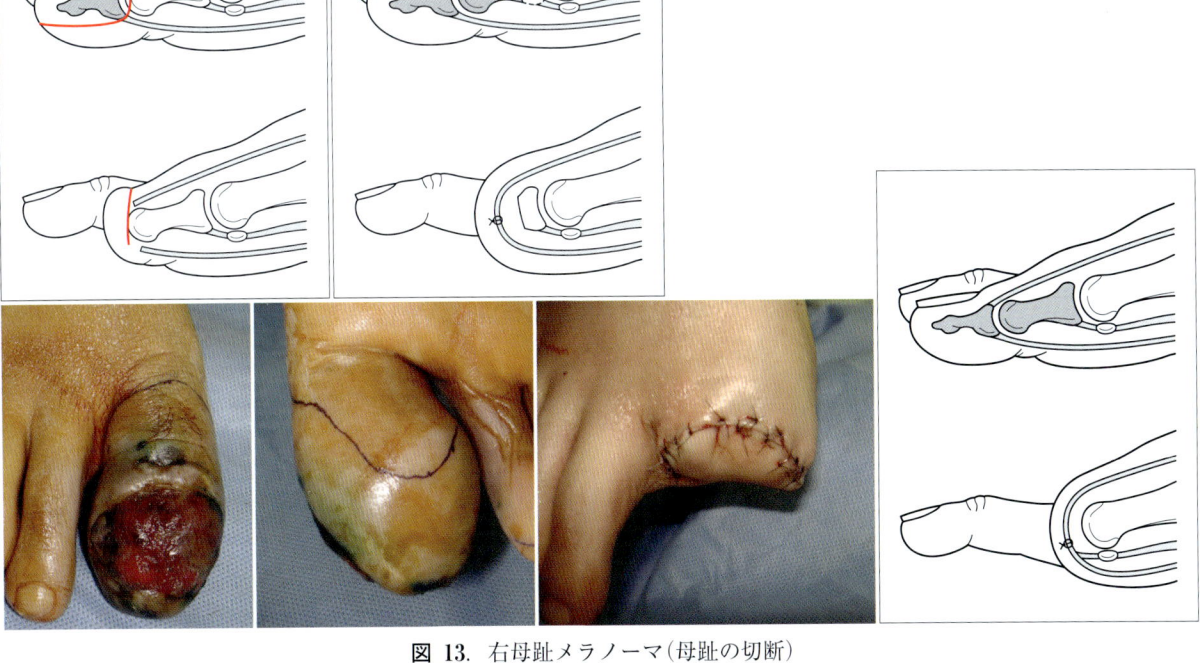

図 13. 右母趾メラノーマ（母趾の切断）

a：IP 関節で離断は問題ない．　　b：MP 関節での離断は避け，基節骨基部で切断

c，d：腫瘍から 2 cm 離して切除，MP 関節は残して屈筋腱と伸筋腱の断端同士を縫合

e：趾腹側の皮弁で欠損部を被覆

f：やむを得ず MP 関節での離断する場合，長母趾伸筋腱と長母趾屈筋腱を縫合し，さらにこれに短母趾屈筋を縫合する．

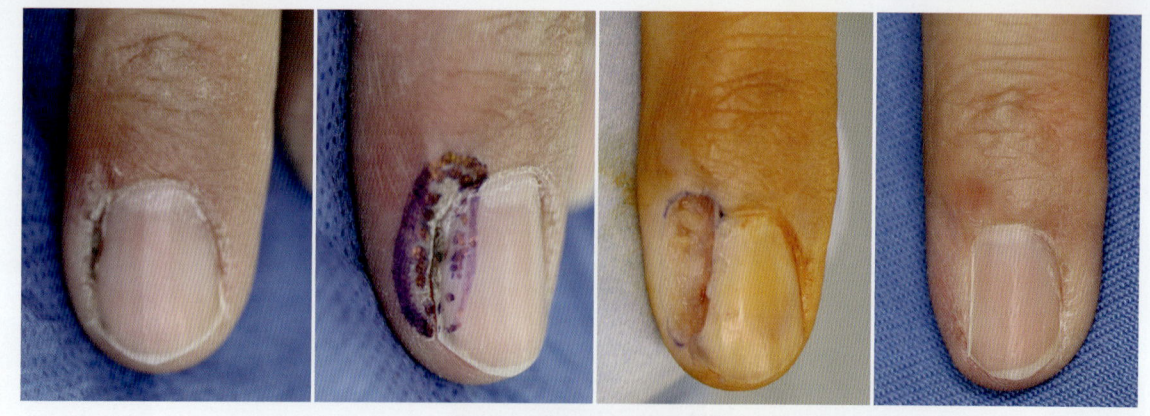

図 14. 爪囲のボーエン病　　　　　　　　　　　　　　a | b | c | d

a：側爪郭のボーエン病　　　b：切除範囲　　　c：切除後の欠損（open treatment）
d：術後．切除後の欠損が小範囲であれば open treatment で上皮化や収縮を待つことも可能

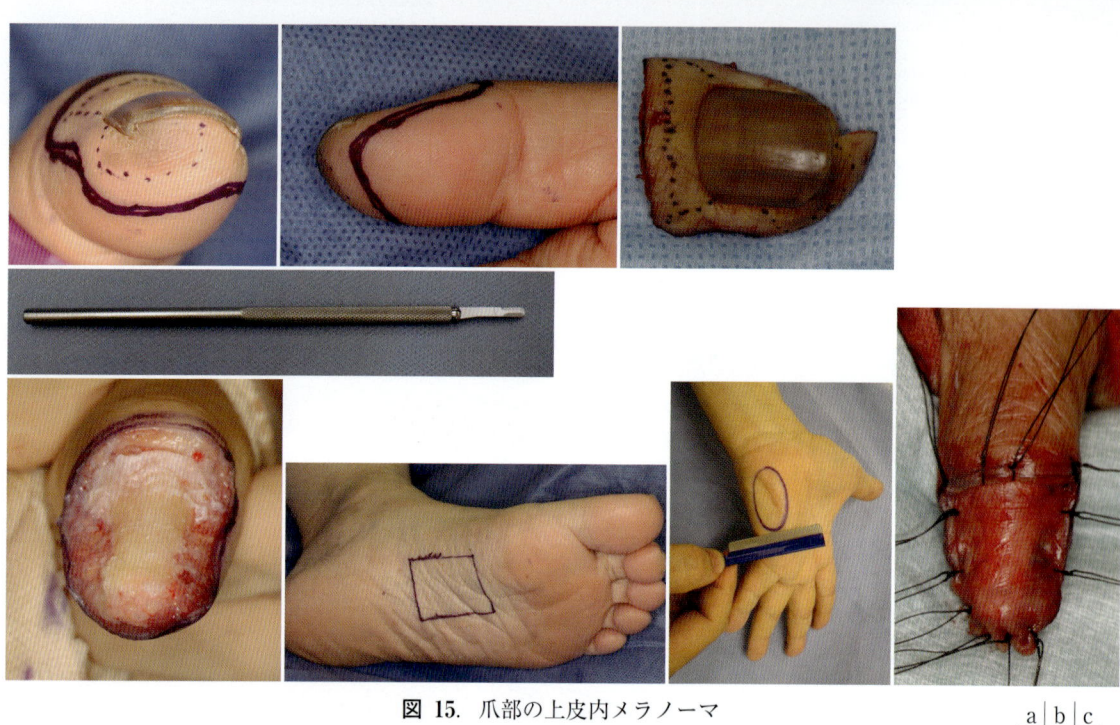

図 15. 爪部の上皮内メラノーマ

a | b | c
d
e | f | g | h

a，b：切除範囲　　　c：5 mm マージンで骨上で切除
d：腫瘍切除に使用したビーバーメス　　　e：骨膜をつけて切除
f，g：土踏まず・小指球部から採皮刀などで分層採皮
h：分層植皮

不利となるためボーンソーやリュエルで骨頭部を切除し軟骨面が残らないようにする[9]．

爪　部

　腫瘍切除後，爪床部の欠損が小範囲で縫縮できなければ，植皮をせず open treatment で上皮化を待つ（**図14**）．逆に，上皮内メラノーマなどの切除で爪母を含めた広範な欠損が生じた場合は，爪甲の再生は期待できないので，収縮による指尖の狭小化を防ぐため足底や手掌からの植皮を行っている（**図15**）．爪床は解剖学的に末節骨までの距離が近いため，浸潤の浅いメラノーマでも骨膜を含めて骨上で切除する．末節骨の表面は平らでなく彎曲しているので，爪甲を付けたまま骨上で切除す

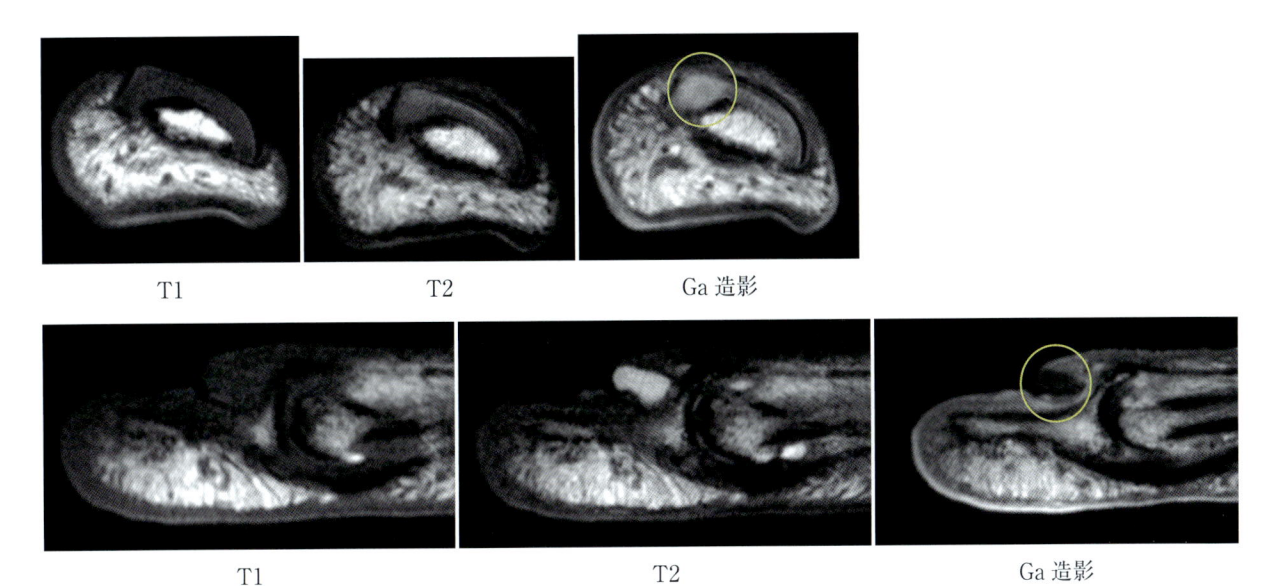

T1　　　　　　　　T2　　　　　　　Ga 造影

T1　　　　　　　　T2　　　　　　　Ga 造影

a/b

図 16. グロムス腫瘍と粘液嚢腫の MRI 像の比較
　　a：グロムス腫瘍は T1 低信号，T2 やや高信号，ガドリニウムによる造影効果あり
　　b：粘液嚢腫は T1 低信号，T2 高信号，造影効果なし

a | b
c | d

図 17.
近位爪郭部のグロムス腫瘍
　a：爪甲に溝変形を生じる有痛性
　　の近位爪郭腫瘍
　b：近位爪郭を切開し，紅色球形
　　腫瘍が露出
　c：腫瘍摘出
　d：縫合後

るのは意外に難しい．慣れないと検体を破壊した
り，腫瘍を取り残したりする．彎曲した狭い術野
にメスを入れて骨上で切除を行うので細い円刃が
使いやすい．15 番メスでもよいが，筆者らは両刃
のビーバーメスを好んで用いている（**図 15**）．

　爪下腫瘍は術前の診断に画像検査が有用であ
る．グロムス腫瘍と粘液嚢腫はいずれも溝状の爪
甲変形をきたし，鑑別に迷うことがある．MRI で
いずれも T2 高信号となるが，グロムス腫瘍は造

影効果があるが，粘液嚢腫にはない（**図 16**）．グロ
ムス腫瘍は爪床に生じることが多いが近位爪郭に
生じることもあり，ある程度長い皮切が必要にな
る（**図 17**）．Onychopapilloma は遠位爪郭に角化を
伴う爪下腫瘍[10]（**図 18**）で，爪床から生じる．一方，
onychomatricoma [11] は爪母に連続するため，両者
の鑑別が問題になる．Onychopapilloma では切除
後に爪甲変形をきたすことは少ないが，onycho-
matricoma では手術操作が爪母に及ぶため，切除

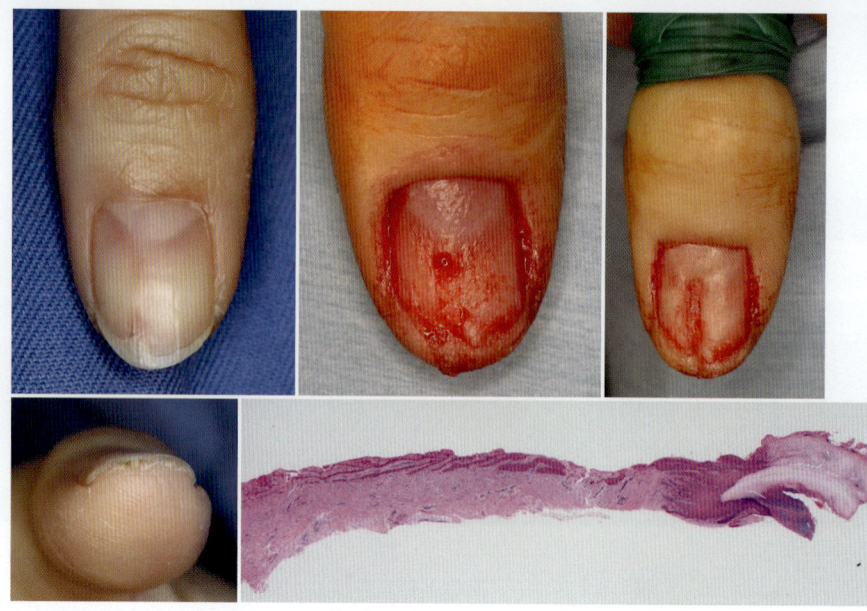

図 18. Onychopapilloma
a：爪甲下にわずかに透見する細長い腫瘍　　b：先端は角化している.
c：爪甲除去後に直視する腫瘍　　d：切除後，タニケットをはずすとかなり出血する.
e：病理組織像

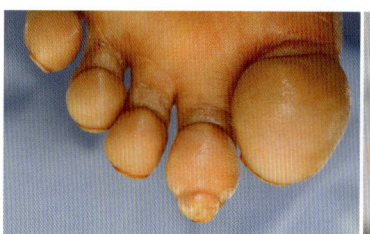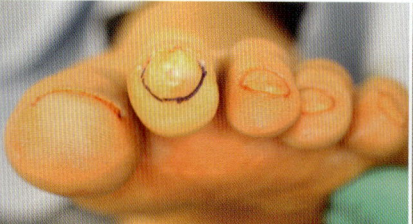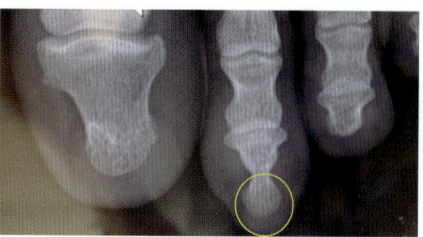

図 19. 左Ⅱ趾爪下外骨腫
骨 X 線が診断の決め手
　　a：足底から
　　b：正面像
　　c：骨 X 線写真

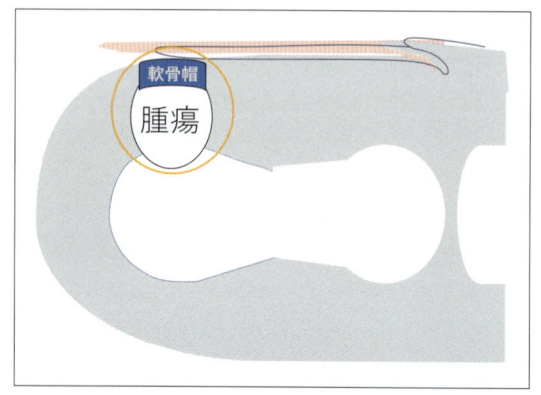

図 20. 外骨腫切除の模式図
局所再発しないように基部を十分切除すると同時に軟骨帽も含めて腫瘍直上の上皮も切除している.

により爪甲が部分欠損したり，変形をきたす．良性疾患であることを考慮すれば onychomatricoma は切除を行わないという選択肢も術前に十分検討する必要がある.

　爪下外骨腫は術前の X 線写真が診断の決め手となる（**図19**）．MRI だけではわかりにくい．腫瘍浅層の軟骨帽や腫瘍基部を十分に切除しないと再発することがあるため，直上の上皮は切除している（**図20**）．また腫瘍基部の末節骨を十分に削るた

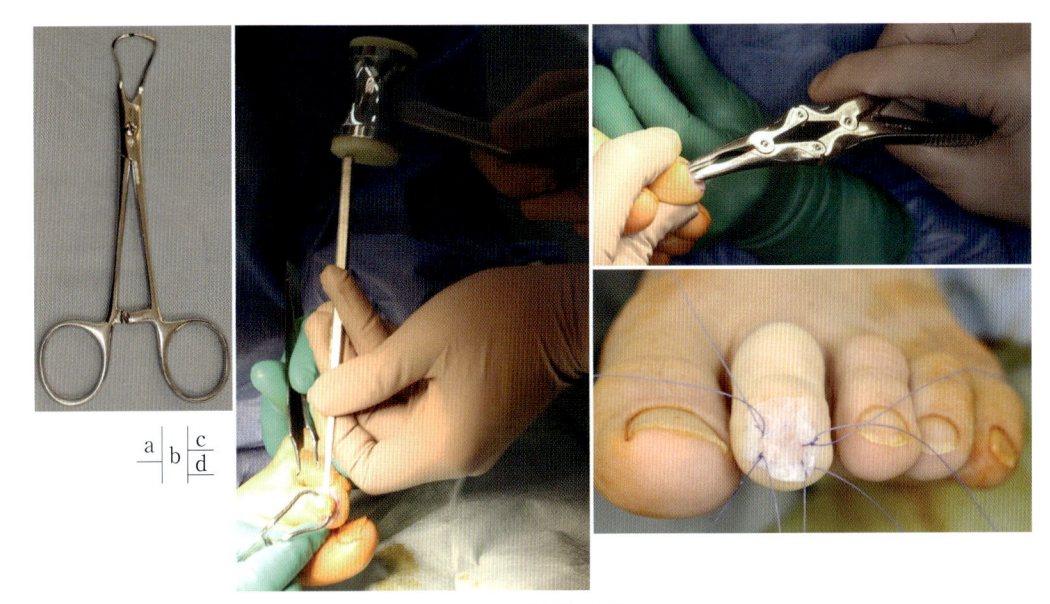

図 21. 外骨腫の切除
a：腫瘍を把持する骨把持鉗子
b：腫瘍の基部に骨ノミを当てている.
c：腫瘍切除後，リュエルでさらに基部を削り込む.
d：人工真皮をあて，タイオーバー固定する．植皮はせず，上皮化を待つ.

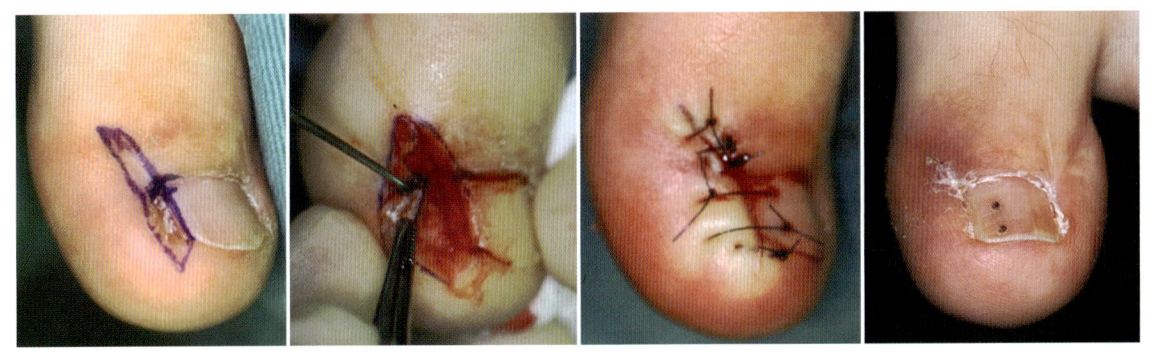

a | b | c | d

図 22. 陥入爪の手術；楔状切除（鬼塚法）
a：切開線
b：表皮とともに爪甲・爪床・創部を一塊に切除
c：縫合後．縫合糸は爪甲を貫く.
d：術後．爪甲の幅は小さくなる.

めに術中イメージ（C アーム）を何度か撮影して残存がないかを確認する．筆者らは再発を回避するため末節骨を少し多めに削っている（**図21**）．術後も再発の有無を確認するため，定期的に骨 X 線写真を撮影している.

陥入爪や巻き爪は，ワイヤーなどの矯正器具やゲアセチルシステインゲル（リネイルゲル®）などの優れた保存治療があるため，最近では楔状切除[12]（**図22**）や巻き爪手術[13]（**図23**）はあまり行われ

なくなった．高侵襲であるだけでなく，手術を行って一度は改善しても，爪切りや靴など生活習慣の指導を行わなければすぐに増悪するのも，外科的治療が衰退した一因であろう.

足底・手掌

母斑や表皮嚢腫（粉瘤）の切除のほか，稀ではあるが遭遇するのが掌蹠線維腫症（広義の Dupuytren 拘縮），手掌では Dupuytren 拘縮[14]，足底で

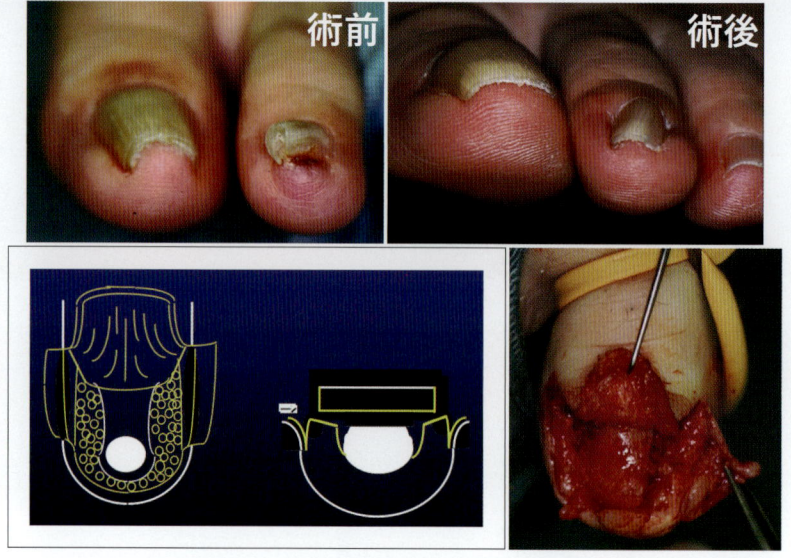

図 23. 巻き爪の手術；爪床爪郭弁法

皮弁を使って爪床を平らにする.

a：術前. 母趾とⅡ趾の顕著な巻き爪変形がみられる.

b：爪床爪郭弁法の模式図. 側爪郭の上皮を除去し，残った真皮，皮下組織弁を末節骨から挙上した爪床弁の下に入れ込む. 末節骨の突起部はあらかじめ平らに削る.

c：皮弁を展開したところ. 薄く剝離した側爪郭上皮を鑷子でつまんでいる. 対側は上皮除去後

d：術後. 中等度の改善がみられる.

表 2. 掌蹠線維腫症と関連疾患

皮膚科で扱うことが多いのは足底線維腫症

> 表在性線維腫症 (superficial fibromatosis)
>
> ① 手掌線維腫症 (Palmar fibromatosis)
>   Dupuytren's contructure：デュプイトラン拘縮
>
> ② 足底線維腫症 (Plantar fibromatosis)
>   Ledderhose's disease
>
> ③ 陰茎線維腫症 (Penile fibromatosis)
>   Peyronie's disease
>
> ④ 指背線維腫 (Knuckle pad)
>   Garrod's disease

はLedderhose病[15]である（**表2**）. 皮膚科領域で扱うのはほとんどがLedderhose病（足底線維腫症）である. 腱膜に生じているため，部分腱膜切除を行う. 良性疾患ではあるが，根治手術ではなく再発する可能性があることを術前に説明しなくてはならない（**図24**）. コラゲナーゼ（ザイヤフレックス®）注射による酵素治療もあるが，2024年4月現在，本邦では供給困難で行われていない.

　手掌・足底も腫瘍切除後に広範な欠損を生じれば，植皮や皮弁での再建が必要になる. 手掌（**図25**）や土踏まず（**図26**）などの非荷重部の切除であれば通常の分層植皮による再建でもよいが，踵や母趾球・小趾球などの荷重部であれば，土踏まずや小指球などの足底や手掌をドナーとした植皮や皮

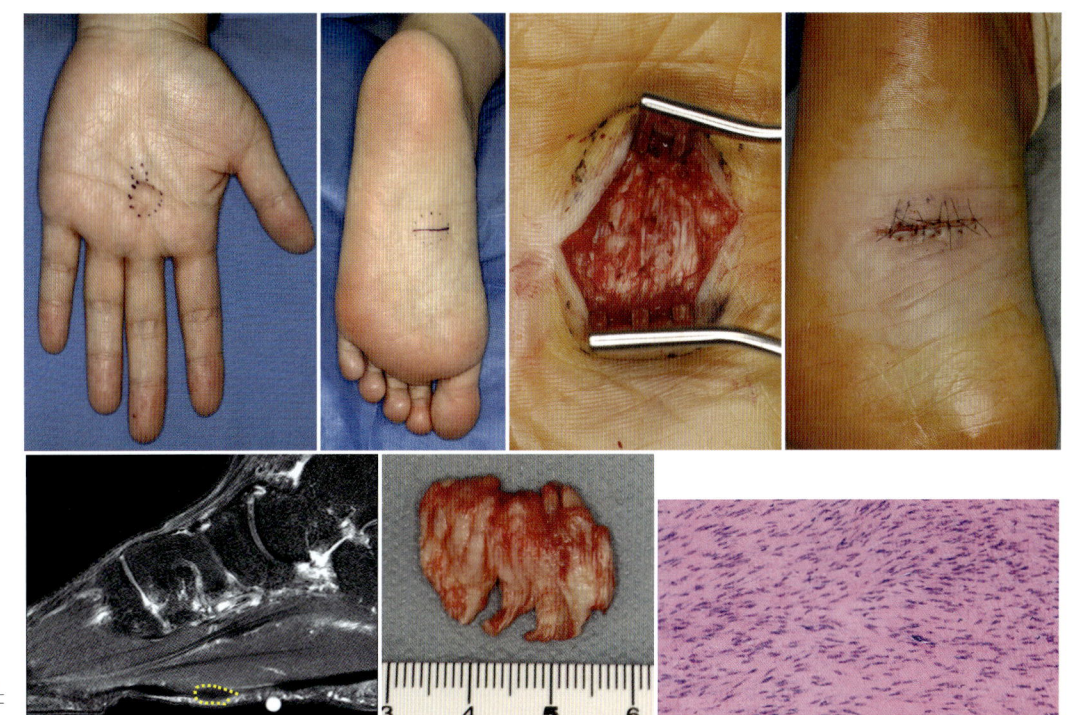

<table>
<tr><td>a</td><td>b</td><td>d</td><td>e</td></tr>
<tr><td>c</td><td>f</td><td colspan="2">g</td></tr>
</table>

図 24. 表在線維腫症，手掌線維腫症(Palmar fibromatosis，Dupuytren's contructure)

a：手掌線維腫症(Dupuytren's contructure)　　　b：足底線維腫症(Ledderhose病)．切開線を示す．

c：MRI　T2強調画像；黄色破線が病変　　　d：足底腱膜上に肥厚した線維束が観察される．

e：閉創後　　　f：摘出検体　　　g：病理組織像．線維芽細胞の束状増殖

<table>
<tr><td>a</td><td>b</td><td>c</td></tr>
<tr><td colspan="2">d</td><td>e</td></tr>
</table>

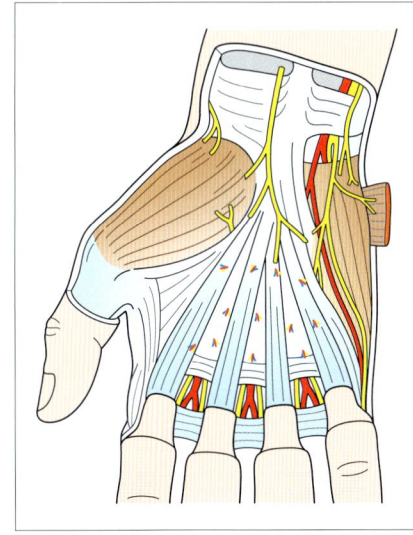
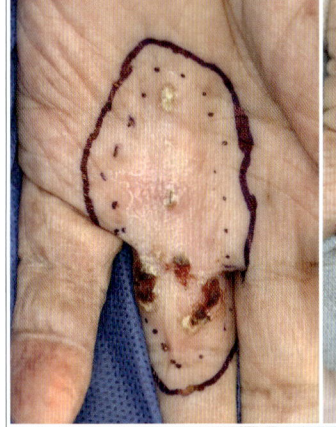
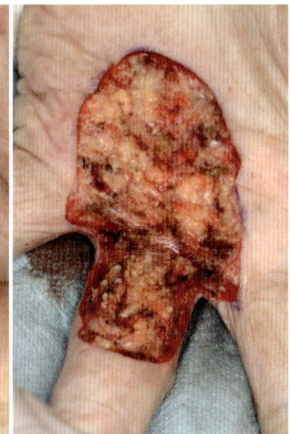
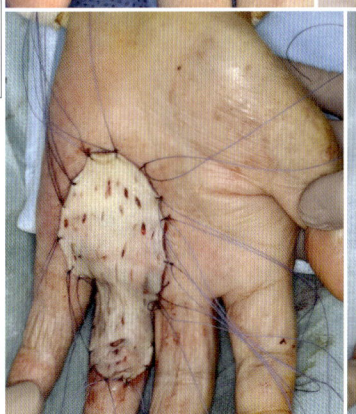
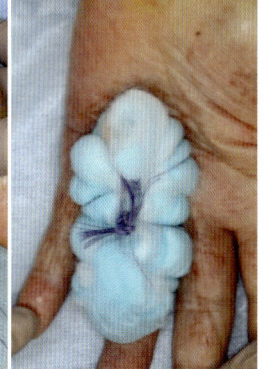

図 25.

手掌の手術：左手掌有棘細胞癌(大部分が上皮内)

　a：手掌腱膜の解剖図．手掌腱膜上での切離は安
　　全(腱膜の存在しない部位：指基部の指動脈・神
　　経露出部や後述の正中神経反回枝に注意)
　　(Netter FH：ネッター解剖学アトラス，第5版
　　(相磯貞和訳)．南江堂，pp. 447，2011. をもと
　　に筆者作成)

　b：切除線　　　c：腫瘍切除後

　d：全層植皮術　　　e：タイオーバー固定

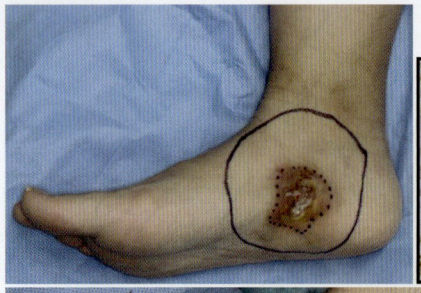
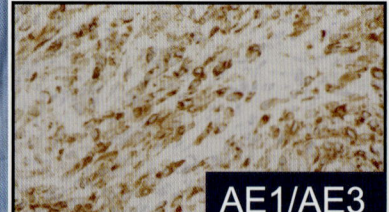
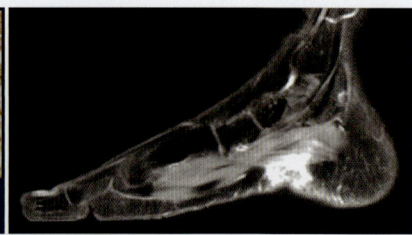
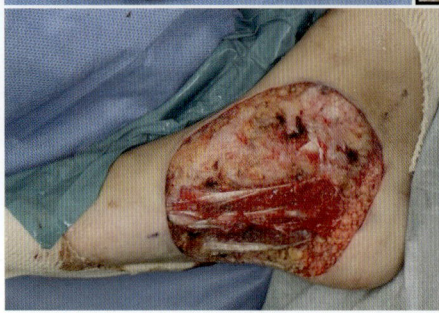
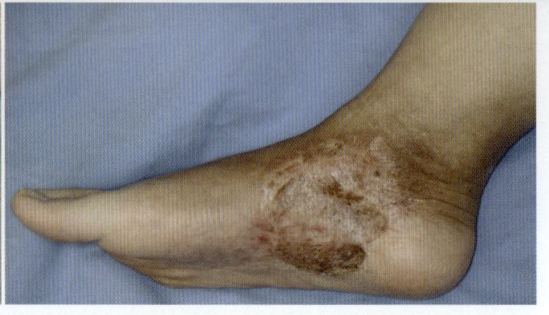

a | b | c
d | e |

図 26. 土踏まず部の手術；右足類上皮肉腫　T1bN0M0 Grade 2　Stage ⅡA

a：右足内側 30 mm の潰瘍

b：生検で epithelioid sarcoma の診断（免疫組織化学染色で AE1/AE3 陽性）

c：MRI 上，病変は母趾外転筋に及んでいる．

d：3 cm マージン，下床は母指外転筋を含めて切除

e：分層植皮後，術後補助療法として X 線 60 Gy 照射を行った．

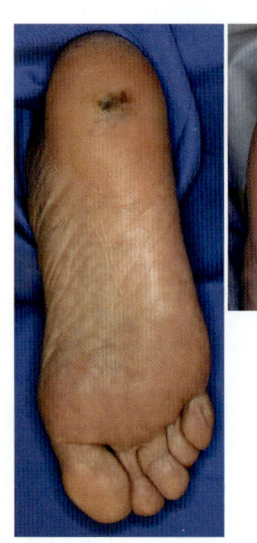
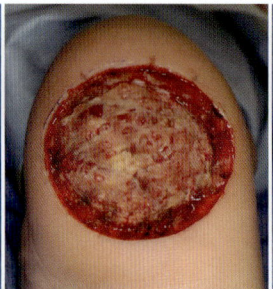
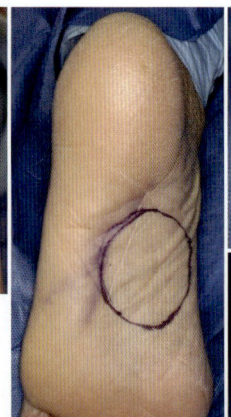
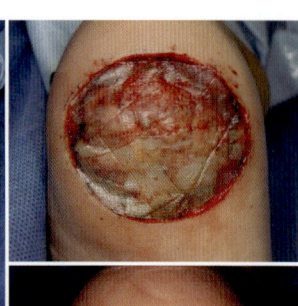
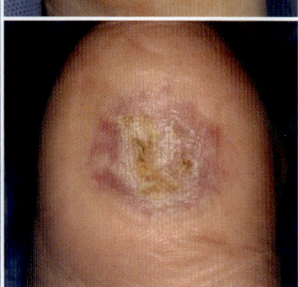

a | b | d
 | c | e

図 27. 踵の植皮

a：右踵のメラノーマ

b：脂肪層を残して切除．人工真皮貼付後 2 週間

c：対側土踏まずから分層採皮

d：欠損部に植皮　　　e：植皮後，2 か月

弁での再建が望ましい（**図 27**）．

　手掌ではボーエン病など，手掌腱膜より浅いレベルの切除（**図 25**）は安全に行えるが，腱膜より深いレベルに達する手術（**図 28**）では深部の指神経，指動脈，腱鞘，腱などを損傷する可能性があり，

特に PIP 関節から遠位手掌皮線までの Zone Ⅱ（いわゆる someone's land）での屈筋腱損傷には注意すべきである．

　母指球部の浸潤の深い悪性腫瘍切除（**図 29**）や外傷などで深部に手術操作が及ぶ場合，正中神経

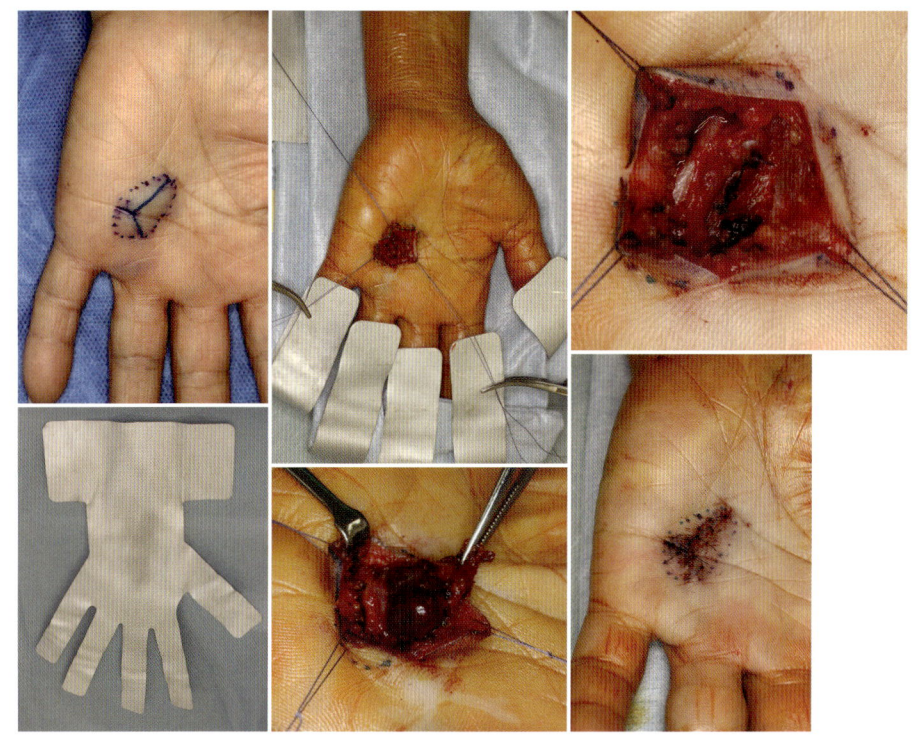

図 28. 手掌の手術；左手掌動静脈奇形

a：切除線

b：手を展開する固定具．サードマン，lead hand（鉛手），アルミ手などと呼ばれる．

c：サードマンを装着して手掌を展開し，皮節後に糸でけん引して創を展開している．

d：深部の指神経，指動脈から動静脈奇形を剥離したところ．指神経，指動脈が露出するような場合，電気メスの使用は控えている．

e：静脈奇形を摘出後．血管と交通していたため，結紮して摘出し，指神経，指動脈を温存

f：5-0 ナイロンで縫合（表皮縫合のみ）

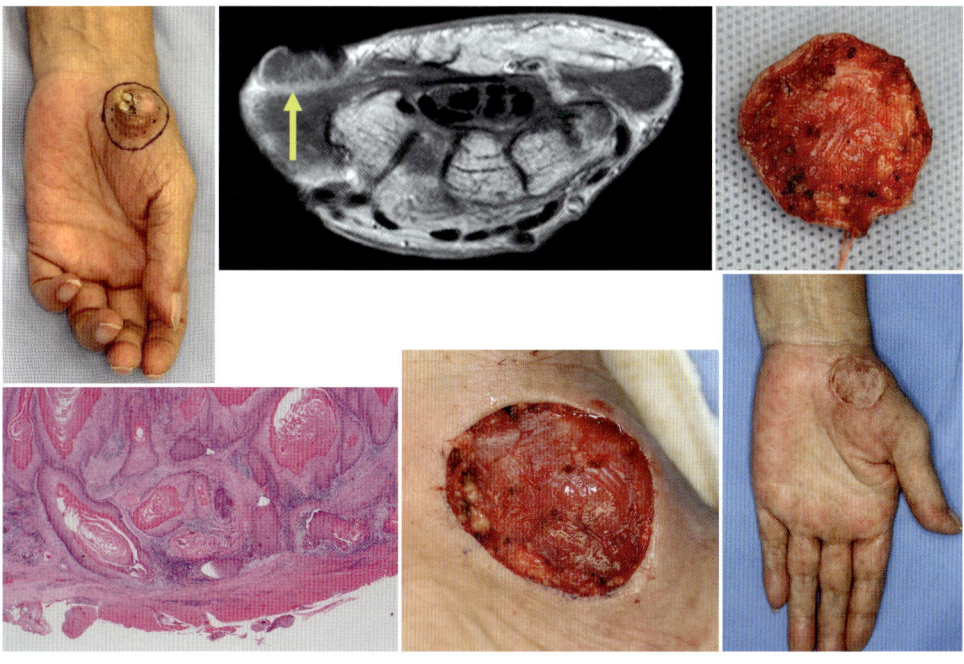

図 29. 母指球部の腫瘍切除

a：左母指球部の有棘細胞癌　　　b：MRI 上，下床は筋肉に接している．

c：下床は筋を付けて切除　　　d：下床の病理組織像

e：切除後の欠損創　　　f：植皮後 2 か月

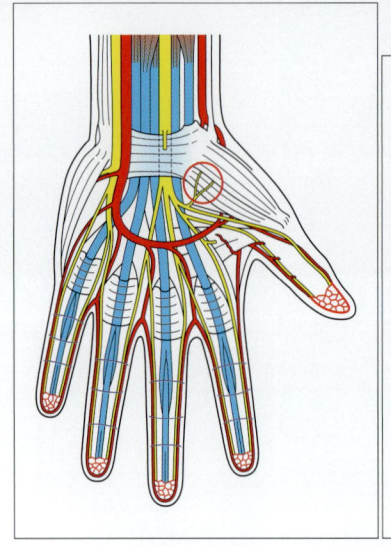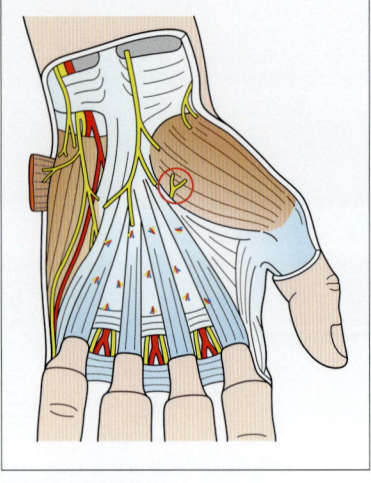

a | b

図 30. 正中神経　反回枝(拇指球枝)
手掌腱膜の下から橈側に出現するので，母指球部の手術で筋に達する
場合には注意を要する．
　a：(長野　昭：整形外科のための解剖学，第1版(相磯貞和訳)．
　　メジカルビュー社，pp. 244，2000. をもとに筆者作成)
　b：(Netter FH：ネッター解剖学アトラス，第5版(相磯貞和訳)．
　　南江堂，東京，pp. 447，2011. をもとに筆者作成)

の分枝に気を付けなければならない．この正中神経反回枝[16][17]は手掌腱膜から露出しているので損傷しないよう注意する(図30)．また，正中神経反回枝には多数の破格も存在する(図31)．

おわりに

　我々皮膚科医が日常で遭遇する指趾と手掌・足底の手術を概説した．特に手指や足趾は指趾の伸展・屈曲，歩行など機能面も重視されるため，適切な切開線・切断部位・再建法の選択や神経・血管の走行には注意を要する．また，駆血法や局所麻酔の工夫で，出血の少ない明視野で疼痛コントロールの行き届いた良好な環境で手術に臨める．ただし Oberst 法などのブロック注射時や手術時には指神経や指動脈の損傷に注意されたい．本稿が諸兄の指趾，手掌・足底手術の一助になれば幸いである．

謝　辞：本稿の執筆にあたり，骨切断術に関して獨協医科大学埼玉医療センター整形外科の渡邊敏文先生に多大なる助言をいただいた．

文　献

1) 小野真平：腱滑膜巨細胞腫．ここからマスター手外科研修レクチャーブック，全日本病院出版会，pp. 338-347，2022
2) 西村礼司ほか：【手外科必修ハンドブック─専門医取得のためのファーストステップ─】基本的手技 皮膚切開の基本デザイン．形成外科，**63**(増)：s24-s27，2020.
3) 田村敦志ほか：【実践！　皮膚外科小手術・皮弁術アトラス】爪疾患の小手術．*MB Derma*，**288**：57-58，2019.
4) 齋藤昌孝：爪治療の麻酔法 B. ウイングブロックによる爪部の局所麻酔．足爪治療マスターBOOK，全日本病院出版会，pp. 97-101，2020
5) Lalonde D, et al：A multicenter prospective study of 3,110 consecutive cases of elective epinephrine use in the fingers and hand：the Dalhousie Project clinical phase. *J Hand Surg Am*，**30**(5)：1061-1067, 2005.
6) 田村　聡ほか：陥入爪手術におけるエピネフリン含有リドカインを用いた指ブロックの使用経験．形成外科，**63**(2)：201-205，2020.
7) 川村次郎：足関節・足の切断．臨整外，**26**(8)：939-947，1991.
8) 櫛田和義：足趾・足関節・下腿切断．臨床整形外

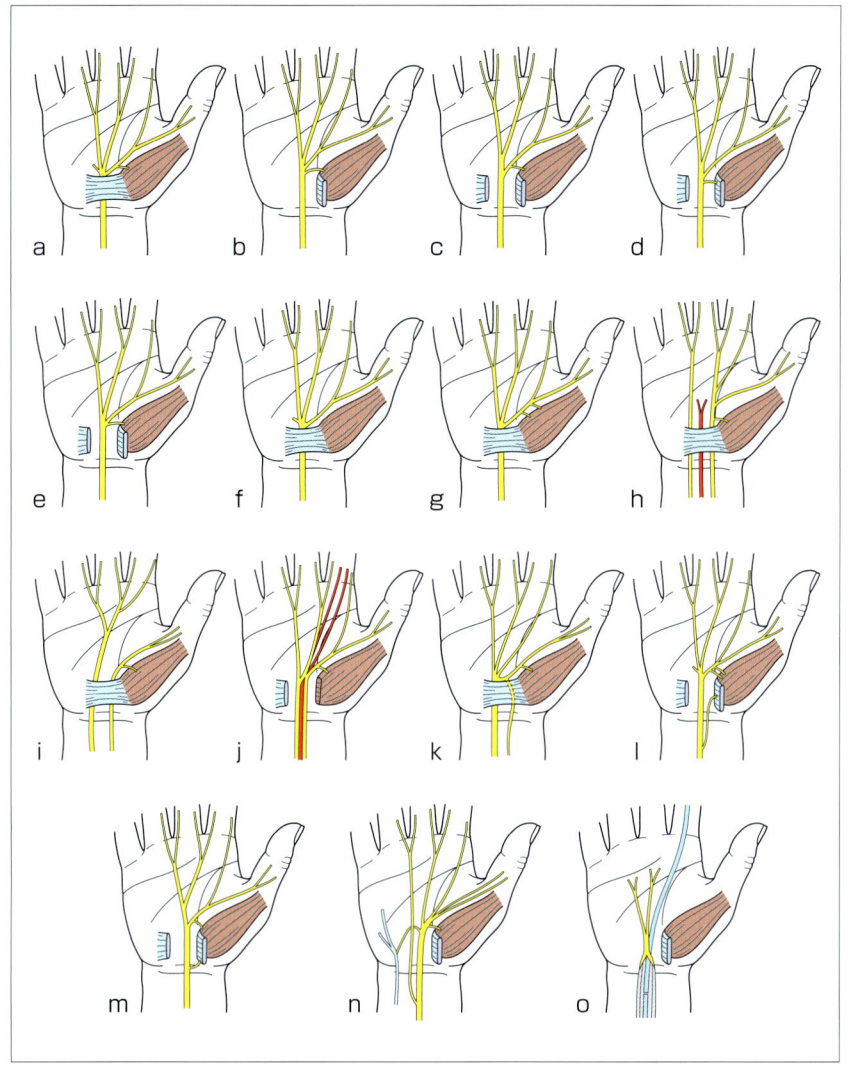

図 31. 正中神経反回枝には多数の破格が存在する
（Morton Spinner：手の末梢神経障害，第 2 版（原　徹也監訳）．南江堂，pp. 182，
1981．をもとに筆者作成）

科手術全書　4 骨・軟部腫瘍，切断，金原出版，
pp. 213-223，1994.

9）門野邦彦：足趾切断の実際．四肢切断のすべて，
メジカルビュー社，pp. 99-104，2023.

10）松崎公瑠美ほか：Onychopapilloma. 皮膚病診療，
43（1）：74-77，2021.

11）九穂尚子ほか：Onychomatricoma の 3 例．日皮
会誌，**132**（1）：57-67，2022.

12）鬼塚卓弥：Ingrown nail 爪棘（陥入爪）について．
形成外科，**10**：97-105，1967.

13）桑名隆一郎ほか：爪床爪郭弁法による陥入爪の手
術法．臨床皮膚科，**42**（2）：179-182，1988.

14）島田賢一ほか：【手外科必修ハンドブック—専門
医取得のためのファーストステップ—】変性，拘
縮　デュプイトレン拘縮．形成外科，**63**（増）：
s169-s175，2020.

15）竹内　誠ほか：Plantar Fibromatosis の 1 例．*Skin
Surgery*，**10**（2）：6-8，2001.

16）田中克己：【手外科必修ハンドブック—専門医取
得のためのファーストステップ—】解剖と機能
神経・血管．形成外科，**63**（増）：s12-s16，2020.

17）Yu HL, et al：Median nerve. *Atlas of hand anat-
omy and clinical implications*，*pp*505-508, Mosby,
St. Louis, 2004.

MB Derma, 357：78-83, 2025.

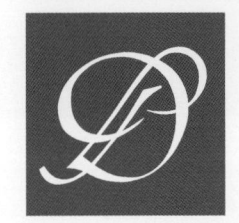

◆特集／皮膚外科 Basic & Advance

外陰部の手術

髙橋　聡*

Key words：外陰部(genital region)，尿道口(urethra)，腟(vagina)，肛門(anus)，陰嚢(scrotum)，陰茎(penis)，皮弁形成術(flap surgery)，植皮術(skin grafting)

Abstract　外陰部は皮膚がん領域において扱う頻度が比較的高い部位の1つである．特に乳房外パジェット病の好発部位であり，有棘細胞がんなどもしばしば発生する．外陰部は男女で解剖が大きく異なる部位であり，同一疾患においても手術手技，再建方法が異なる．特に女性においては患者の QOL に影響する尿道，肛門，腟が近接しており，それらの機能を考慮した手術を行う必要がある．切除後の再建法は，単純縫縮，皮弁，植皮など，部位や欠損の大きさに応じて選択する．

はじめに

　外陰部は外生殖器系の器官が存在する部位であり，その後方には肛門・直腸も隣接している．解剖学的構造は男女で大きく異なり，非常に特殊な部位といえる．特に女性の場合は尿道，腟，会陰，肛門が近接しており，外陰部の手術は男性に比べ難易度が高くなる．本稿では，外陰部における男女別の皮膚悪性腫瘍の手術方法，術前術後の管理について述べる．なお，本稿では触れないが，必要に応じて原発巣の手術に加え，センチネルリンパ節生検やリンパ節転移を認める場合はリンパ節郭清術を行う．

解剖学的特徴

1．男性の外陰部

　男性の外陰部は主に陰嚢と陰茎からなり，陰嚢内には精巣および精巣上体が内精筋膜や精巣挙筋，外精筋膜，肉様膜などの皮膜に包まれ最外層が陰嚢皮膚となる．陰茎の海綿体は白膜に包まれ，さらに陰茎筋膜に覆われ包皮と緩く結合す

* Akira TAKAHASHI, 〒277-8577 柏市柏の葉
6-5-1　国立がん研究センター東病院皮膚腫瘍
科，科長

る[1]．女性の外陰部と比べ，解剖学的にさほど複雑ではないが，男性の外陰部特有の精巣や精索を，手術時の操作で損傷しないよう注意が必要である．

2．女性の外陰部

　女性の外陰部は大陰唇とその内側に小陰唇，陰核，外尿道口，腟前庭，腟口などその解剖学的構造は男性と比較し複雑であり手術の難易度も上がることが多い．海綿体でできた陰核亀頭は，その皮下に固い陰核体と陰核提靭帯が恥骨結合に連なる．小陰唇で囲まれた腟前庭の前方に外尿道口，後方に腟口があり，腟口の後方には会陰を超えて肛門が存在する．外陰部の浅筋層は小陰唇の周囲を球海綿体筋が囲み，坐骨海綿体筋と浅会陰横筋に囲まれた部位に深会陰横筋の筋膜が広がる[1]（図1）．

術前の管理

　外陰部の場合，男女を問わず術前に剃毛を行い，病変の範囲を肉眼的に確認しておく必要がある．また，湿疹病変や二次感染，真菌症などを伴っていることもあり，外用薬などで術前に処置しておくことにより，病変の境界がわかりやすくなる場合がある．また，切除部が肛門部や肛門に

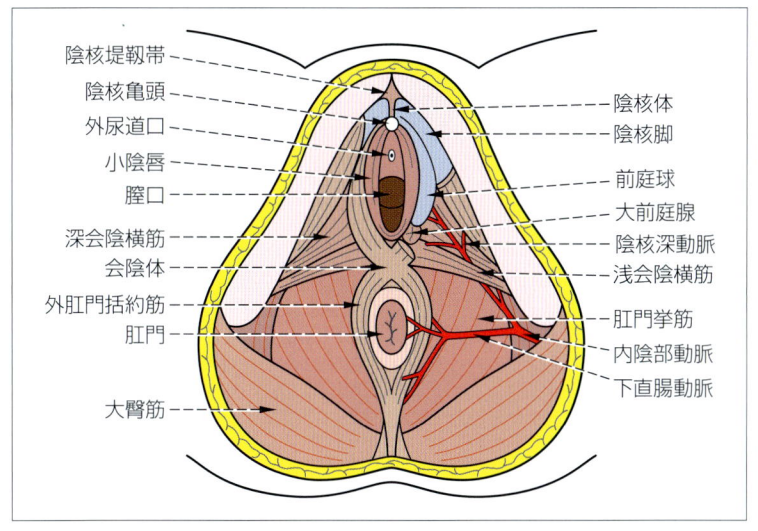

図 1. 尿生殖隔膜および骨盤隔膜
（文献 1 をもとに筆者作成）

Labels in figure:
陰核堤靱帯
陰核亀頭
外尿道口
小陰唇
腟口
深会陰横筋
会陰体
外肛門括約筋
肛門
大臀筋

陰核体
陰核脚
前庭球
大前庭腺
陰核深動脈
浅会陰横筋
肛門挙筋
内陰部動脈
下直腸動脈

近い場合は，術創部の汚染をできるだけ避けるため，術前に下部消化管内視鏡検査に準ずる処置や十分な浣腸，低残渣食とすることも考慮する．

男性の外陰部手術

各々の皮膚悪性腫瘍の切除範囲については皮膚悪性腫瘍取り扱い規約等を参照されたい．ここでは外陰部に発生する悪性腫瘍で，比較的広範囲の手術が必要となることが多い乳房外パジェット病の手術について主に解説する．乳房外パジェット病の場合，切除マージンは通常病変辺縁より 1〜2 cm で十分であるが，境界不明瞭な部位は，術前あるいは術中の生検により切除範囲を設定する．切除の深さは，結節を形成する浸潤部以外は，陰嚢は肉様膜レベルでよく，そのレベルで切除すると，疎な結合織であり剥離が容易となる．また，陰茎も疎な結合織である陰茎筋膜レベル，陰茎，陰嚢周囲は皮下組織中間層での切除でよい．

1．再建法

男性の場合，陰嚢部の皮膚欠損が 1/2 程度までならば，単純縫縮（陰嚢皮弁）が可能である（**図 2**）．皮膚欠損がそれ以上で単純縫縮が困難な場合は，植皮術が用いられる．筆者はその際，大腿から電動式デルマトームを用いて分層で採皮し，1.5 倍

メッシュとして植皮することが多い．また，包皮の欠損範囲が広い場合，陰茎の再建には分層のシートで植皮している．全周性の植皮となる場合が多いが，その際には冠状溝近傍の正常包皮も切除し植皮したほうが術後の浮腫も少なく，整容的にも優れる．

女性の外陰部手術

切除範囲については疾患ごとの取り扱い規約等に準ずるが，女性の外陰部病変，特に乳房外パジェット病などは病変部の境界，特に粘膜側の境界が肉眼的に不明瞭であり，切除範囲の設定が困難であることも多い．その場合は術前あるいは術中の生検により切除範囲を決定している．なお，乳房外パジェット病の場合には，その疾患の性質から，表在性病変の完全切除よりも機能温存を重視した切除範囲とすることもあるが，その際には事前のインフォームドコンセントが不可欠である．切除の層は基本的に男性と同じであるが，表在の浅い病変の場合は，粘膜部においては粘膜を削ぐよう浅めに切除している．その際，ニードル電極を用いた電気メスが有用で，筆者は好んで用いている．また，尿道口周囲の術操作においては排尿機能の温存のため，損傷に注意が必要である．

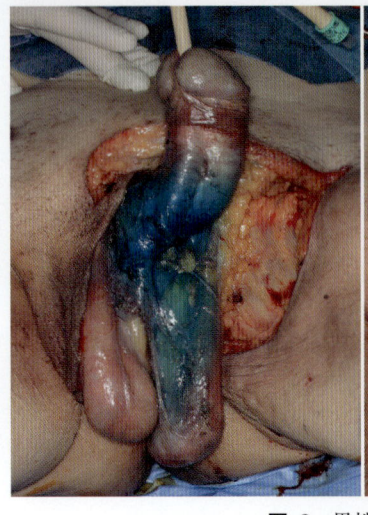
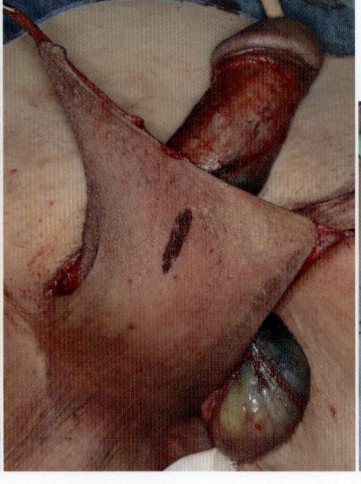
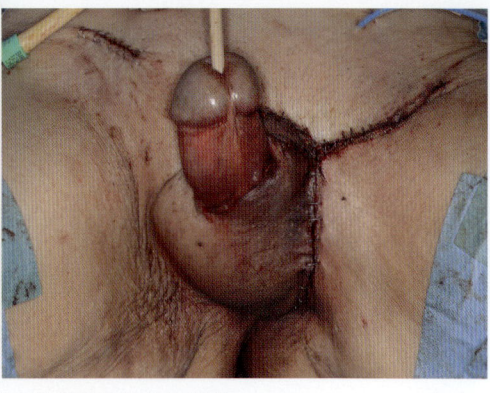

図 2. 男性の外陰部乳房外パジェット病切除後の陰嚢皮弁による再建　　a｜b｜c

a：切除後
b：残存した陰嚢による皮弁
c：陰嚢中央部を切開し，陰茎を通して残存した陰茎包皮と縫合した．

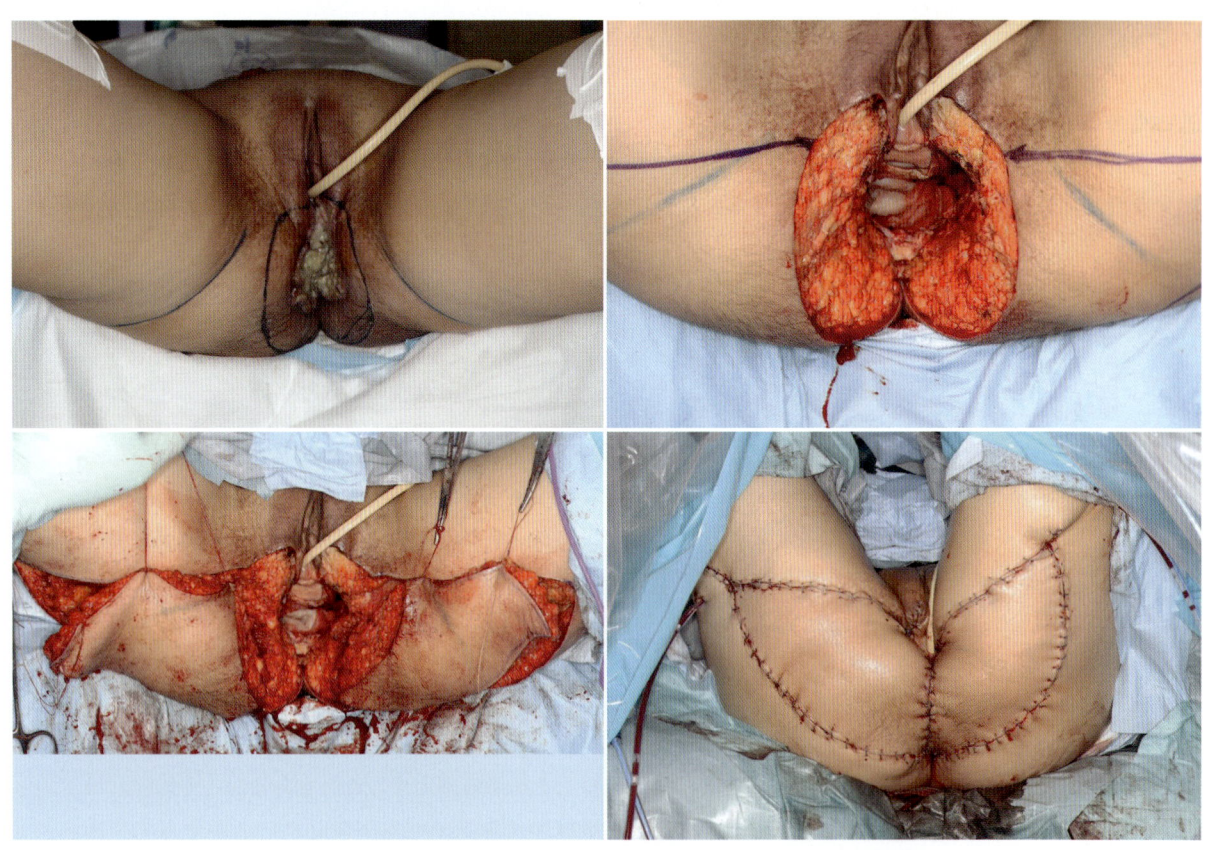

図 3. 女性の肛門管癌に対する化学放射線療法後の難治性潰瘍　　a｜b
マイルズ手術・皮膚側広範切除，両側 V-Y 前進皮弁で再建　　c｜d
　a：病変部切除前
　b：病変部切除後
　c：両側 V-Y 皮弁を作成
　d：術直後
（国立がん研究センター中央病院皮膚腫瘍科 緒方　大先生より提供）

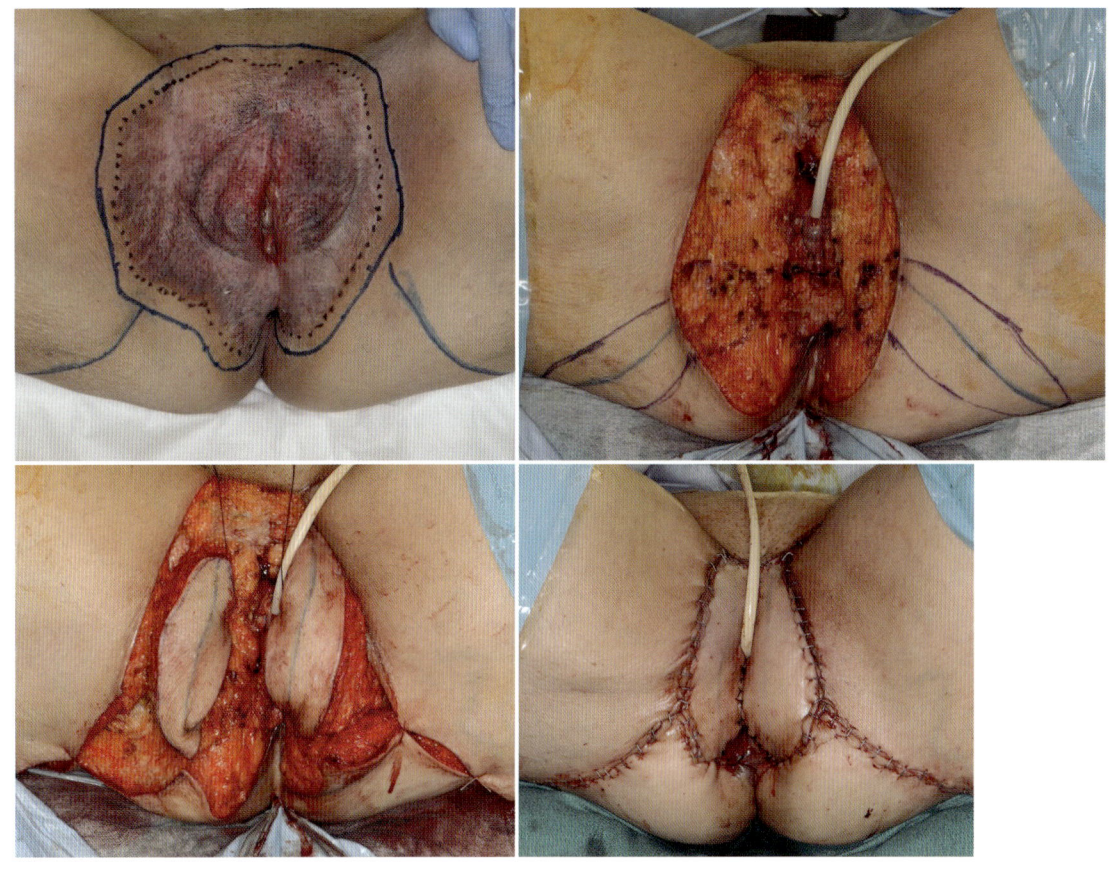

図 4. 女性の外陰部乳房外パジェット病切除後の臀溝皮弁による再建

a：腫瘍切除前
b：腫瘍切除後．臀溝皮弁をデザイン
c：皮弁を欠損部へ移動
d：術直後

（国立がん研究センター中央病院皮膚腫瘍科 緒方　大先生より提供）

1．再建法

女性の外陰部は大陰唇から大腿内側にかけて皮膚に余裕があるため，広範囲の欠損範囲でなければ多くの場合，単純縫縮が可能である．しかし，緊張が強い場合は術後に皮膚と粘膜の縫合部は離解しやすいため，単純縫縮が困難な場合は皮弁を選択し，皮弁でも困難な場合はメッシュ植皮による再建を考慮している．欠損の部位や範囲により，皮弁法を選択するが，ここでは当科で行っている V-Y 前進皮弁，臀溝皮弁，薄筋皮弁について症例提示する．

a）V-Y 前進皮弁（V-Y advancement flap）（図 3）

外陰皮膚欠損部から臀部，大腿に V 字型の皮弁を筋膜下で作成し正中側へ移動する[2]．皮弁は平行移動のため可動性はあまり大きくなく，広範囲の欠損には適さない．外陰の前部は大腿内側から，外陰後部や肛門周囲は臀部から皮弁を移動する．尿道，腟や肛門粘膜との縫合部は皮弁をやや薄くして縫合する[3]．

b）臀溝皮弁（gluteal fold flap）（図 4）

会陰動脈からの穿通枝を皮弁茎部に含めるように臀溝部に作成する皮弁である[4)5]．皮弁全周を切開して穿通枝を含む皮下を茎として挙上した皮弁を，正中に向かって回転し移動させる．V-Y 前進皮弁よりも広い欠損の再建が可能である．

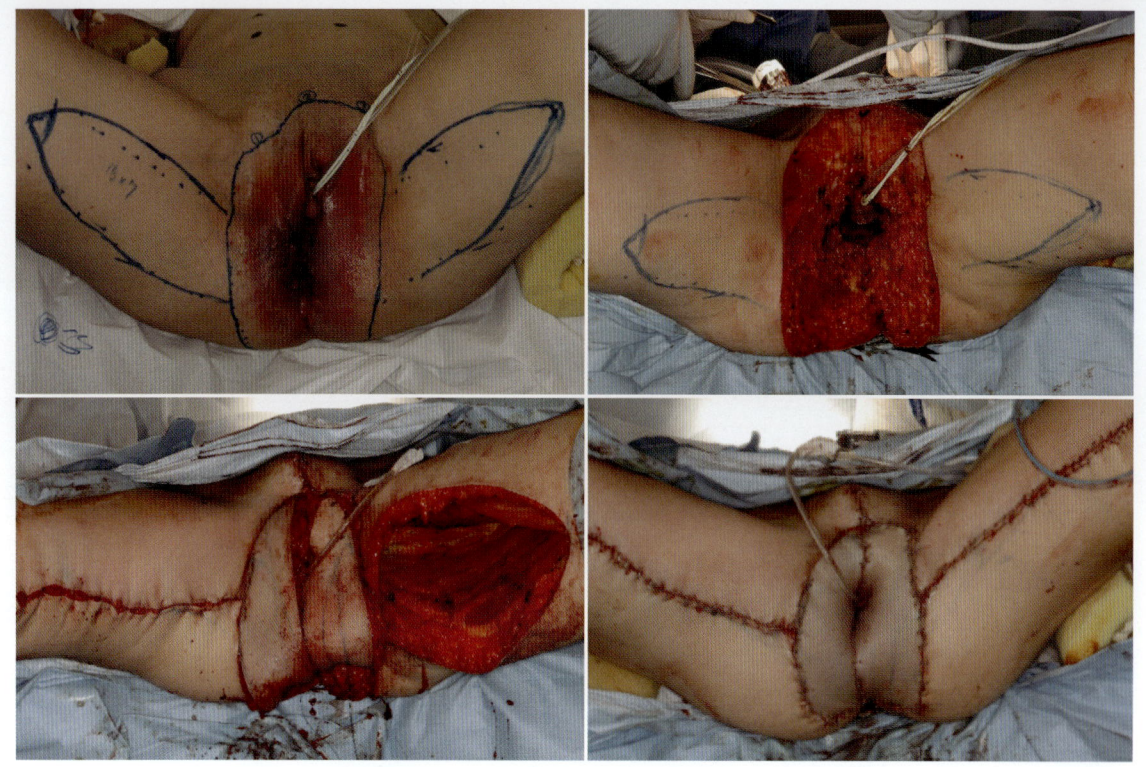

図 5. 女性の肛門管癌にするマイルズ手術・皮膚側広範切除，両側薄筋皮弁で再建
a：腫瘍切除前．両側薄筋皮弁をデザイン
b：腫瘍切除後
c：皮弁を欠損部へ移動
d：術直後

a	b
c	d

c）薄筋皮弁（gracilis myocutaneous flap）（図 5）

薄筋（gracilis muscle）は恥骨下枝に起始をもつ大腿内側筋群の 1 つで，大腿部の最内側に位置し，筋体の遠位部は腱に移行しながら脛骨内側面に停止する[6]．血管茎は大腿深動静脈からの内側大腿回旋動静脈の分枝で，筋起始部から 8〜10 cm 末梢で，長内転筋と大内転筋の間から出てくる[7]．薄筋皮弁は外陰部の再建方法として最も標準的な方法であり，比較的広範囲の欠損の再建が可能となる．

肛門部の手術

肛門部の手術は男女共通である．歯状線を越える浸潤性病変の場合は，肛門機能の温存は難しく，人工肛門増設を伴う根治切除となる．一般的に直腸，肛門管は歯状線から口側 2 cm までの直腸粘膜の切除であれば，肛門機能の温存は可能とされる[8]．肛門機能を温存する手術の場合，外肛門括約筋を温存することが大事であり，病変部切除後，残存する直腸粘膜は下床の筋層と剝離し肛門側に引き出して皮膚側あるいは植皮片と縫合する．術中，リトラクター（ローンスター®）を用いると明視野で手術操作がしやすくなる（図 6）．再建法は皮膚側との単純縫縮，分層植皮，皮弁術など，皮膚欠損部の範囲に応じて選択する．

術後の管理

外陰部，肛門周囲は術後感染による創離開や植皮の生着不良なども起こしやすい部位である．男性の場合は術創が肛門近傍でなければ，術後管理はそれほど難しくなく，通常の創部保護と数日〜10 日程度の尿道カテーテルの留置でよいことが多い．女性の外陰部の場合は尿道カテーテルの留

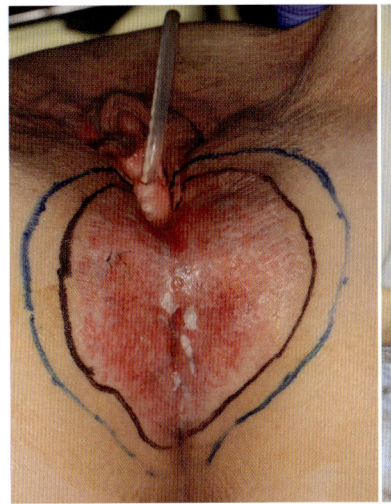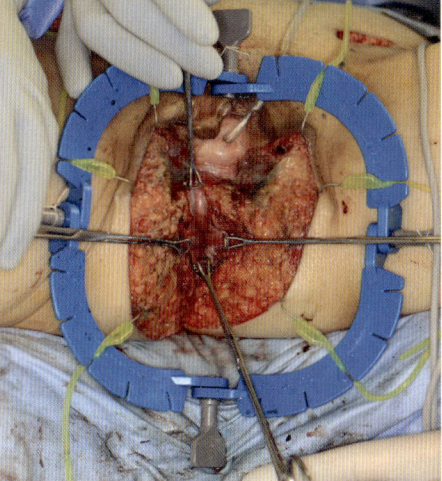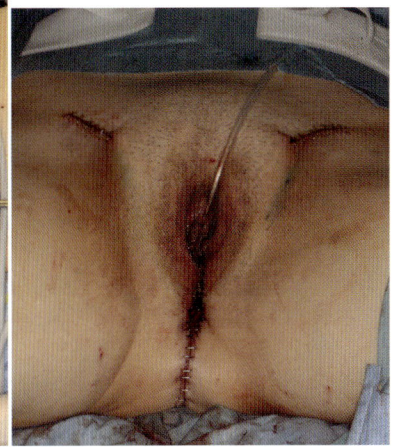

a|b|c

図 6. 女性の肛門周囲パジェット病切除後の単純縫縮による再建
a：腫瘍切除前
b：ローンスター®リトラクターシステムを用いて創部を展開.
　病変部切除後，直腸粘膜の切除断端をバブコック鉗子で肛門
　側に引き出している.
c：術直後，単純縫縮で閉創

置と，男女とも術創が肛門部に近傍に及ぶ場合は排便を制限するため数日間の絶食や低残渣食とすることがあるが，排便を完全にコントロールすることは難しい.そのため，最近では術後早期でも排便後ウォシュレット®での洗浄やシャワー浴で積極的に創部洗浄を行うことも多い.肛門部の手術では，一時的な人工肛門も考慮されるが，実際には患者の負担も大きく，保存的な排便コントロールや直腸用カテーテルの使用に留めることが多い.外陰部，肛門部の術創は感染による創部離開もある程度想定内として対処する必要がある.

おわりに

外陰部の手術，特に悪性腫瘍においては，最初に排泄機能などを温存できるか否かを術前に判断し，温存手術可能な場合でも術後の排泄障害，性交障害，醜形をできるだけ回避し，患者の QOL の低下を最小限とするよう最適な手術法，再建法を選択する必要がある.

文　献

1）Rohen JW, et al：尿生殖器系，腹膜後臓器. 解剖学カラーアトラス第6版. 医学書院, pp. 336-363, 2007.
2）Core GB, et al：Sliding V-Y perineal island flaps for large perianal defects. *Ann Plast Surg*, **32**：328-331, 1994.
3）岩崎泰政：皮膚外科基本手術のコツ 外陰部の手術. *MB Derma*, **90**：61-70, 2004.
4）橋本一郎ほか：Guluteal fold flap による女子外陰再建の経験. 日形会誌, **19**：92-98, 1999.
5）中西秀樹ほか：再建外科における standard flap その有用性と限界. 臀部・会陰部再建. 形成外科, **44**(9)：867-874, 2001.
6）高見澤裕吉ほか：薄筋皮弁を利用した広汎性外陰切除術. 産婦治療, **65**：89-93, 1992.
7）Horton CE, et al：Reconstruction of female genital. Plastic Surgery Vol.6, Saunders, pp. 4203-4212, 1990.
8）水野　寛ほか：肛囲 Paget 病に対する手術方法の検討. 西日本皮膚, **63**：309-313, 2001.

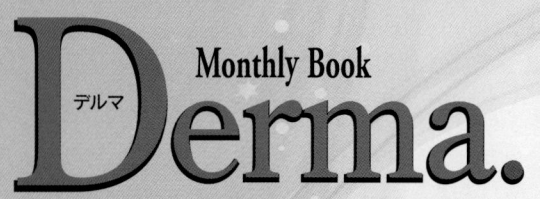
Derma.
Monthly Book / デルマ

No.348 2024年 6月増刊号

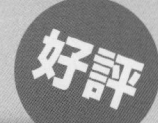
好評

達人が教える！
"あと一歩"を
スッキリ治す
皮膚科診療
テクニック

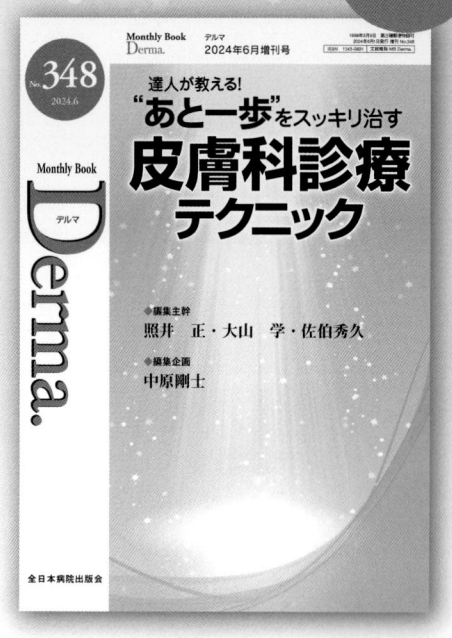

編集企画：中原剛士
（九州大学教授）

定価 6,490円（本体 5,900円＋税）　B5判・246ページ

治りきらない皮膚疾患の治療方針に迷ったとき、
スッキリ治すための「コツ」や「ヒント」をまとめました。
日常診療で困ったときに読み返したい必携の1冊です！

Contents

<table>
<tr><td>アトピー性皮膚炎の外用治療の"あと一歩"</td><td>伝染性軟属腫治療の"あと一歩"</td></tr>
<tr><td>新規全身治療薬でも難治なアトピー性皮膚炎治療の"あと一歩"</td><td>繰り返す蜂窩織炎治療の"あと一歩"</td></tr>
<tr><td>しつこい手湿疹治療の"あと一歩"</td><td>非結核性抗酸菌症治療の"あと一歩"</td></tr>
<tr><td>しつこい頭部脂漏性皮膚炎治療の"あと一歩"</td><td>円形脱毛症治療の"あと一歩"―病期別治療攻略法―</td></tr>
<tr><td>皮膚瘙痒症 治療と指導の"あと一歩"</td><td>サルコイドーシス 皮膚症状治療の"あと一歩"</td></tr>
<tr><td>スッキリしない蕁麻疹治療の"あと一歩"</td><td>繰り返すうっ滞性潰瘍の治療・処置の"あと一歩"</td></tr>
<tr><td>遺伝性血管性浮腫 診断と治療の"あと一歩"</td><td>膠原病 皮膚症状に対する治療の"あと一歩"</td></tr>
<tr><td>被疑薬の特定が難しい薬疹治療の"あと一歩"</td><td>菌状息肉症治療の"あと一歩"</td></tr>
<tr><td>酒皶治療の"あと一歩"：赤みをどうする？</td><td>難治性水疱性類天疱瘡治療の"あと一歩"</td></tr>
<tr><td>虫刺症 原因の特定や患者説明，治療の"あと一歩"</td><td>天疱瘡治療の"あと一歩"</td></tr>
<tr><td>しつこい疥癬治療の"あと一歩"</td><td>コロナ感染・コロナワクチン接種後の皮膚疾患 こじれた場合の"あと一歩"</td></tr>
<tr><td>難治性尋常性疣贅の"あと一歩"</td><td>繰り返す結節性紅斑治療の"あと一歩"</td></tr>
<tr><td>爪白癬 完全治癒への"あと一歩"</td><td>繰り返す胼胝・鶏眼治療の"あと一歩"</td></tr>
<tr><td>JAK阻害薬使用中のヘルペス感染症 その対策の"あと一歩"</td><td>痤瘡瘢痕治療の"あと一歩"</td></tr>
</table>

全日本病院出版会
www.zenniti.com

〒113-0033　東京都文京区本郷 3-16-4　Tel：03-5689-5989
Fax：03-5689-8030

MB Derma, 357：85-94, 2025.

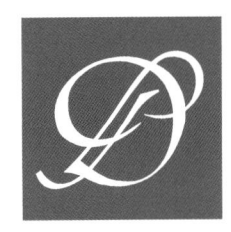

日本の皮膚悪性腫瘍診療における皮膚外科のこれまでとこれから

山﨑直也*

Key words：悪性黒色腫(melanoma)，皮膚悪性腫瘍(skin cancer)，日本臨床腫瘍研究グループ (Japan Clinical Oncology Group：JCOG)，切除マージン(surgical margin)

Abstract 皮膚悪性腫瘍は日本では希少がんに分類される．症例数が少ないことから各種治療開発は進まず，かつては悪性黒色腫をはじめ多くの皮膚悪性腫瘍の治療において外科治療の重要度は非常に高く，治療方針は "Surgery, Surgery, and Surgery" であった．また悪性度が高い腫瘍は "悪いものほど大きな手術が必要である" という考え方から切除範囲も拡大される傾向にあった．その後がん治療全体に患者の QOL を重視することやほかの有効な治療法と外科治療を組み合わせることによる治療成績の向上によって手術の低侵襲化が進み，外科治療は de-escalation の方向に進んでいる．皮膚悪性腫瘍の治療の歴史のなかで，逆に手術の escalation が予後の改善に結びついたという事例を見出すことは困難であるが，sentinel node concept が成り立つ一部の皮膚悪性腫瘍では早期にリンパ節転移の有無を診断することで予後改善が期待できる可能性を持つ．現在は薬物治療だけでなく外科療法においても質の高い臨床試験によって標準治療を創出することが求められている．

はじめに

皮膚悪性腫瘍専門医が扱う多くの悪性腫瘍は，本邦では希少がんに該当し，企業主導の治療開発の対象にはなりにくく，これまでの標準治療の確立や進歩を目指した検証的な臨床試験は十分に行われてこなかった．

近年，分子標的治療や免疫療法といったがん薬物療法の発展とともに，一部では企業主導または企業の協力を得た医師主導の治療開発が行われるようになってきたものの，手術療法や企業の開発方針に沿わない薬物療法については，引き続き研究者主導で治療開発を行う必要がある．

ここでは特に手術療法について，外科治療の変遷や課題とその解決のための研究手法について記載する．

* Naoya YAMAZAKI，〒104-0045 東京都中央区築地 5-1-1 国立がん研究センター中央病院皮膚腫瘍科，科長

皮膚悪性腫瘍の疫学

日本人の皮膚悪性腫瘍の統計情報については学会主導で調査したもの，院内がん登録によるもの，全国がん登録によるものなどがみられ調査方法の特徴から各データに違いがあらわれるのは仕方のないところである．

皮膚悪性腫瘍は白人に多い疾患であり，日本では希少がんに分類される．とは言え 2020 年の全国がん登録の罹患数データでは日本人のがんで 12 番目の多さであり，高齢化に従って今後も増加することが十分予想されるのである(**図 1**，**表 1**)．

悪性黒色腫の死亡者数はこの 50 年あまりで 4 倍以上に増加．これ以外の皮膚悪性腫瘍の死亡者数も最近 40 年で 2.5 倍程度に増えている．

またいずれも男女差はほとんどない(**図 2, 3**)．

少し古いものになるが，信頼できるものとして 2016～2017 年の全国がん登録データによれば，基底細胞がん，有棘細胞がん，乳房外パジェット病，メルケル細胞がん，血管肉腫など多くの皮膚悪性

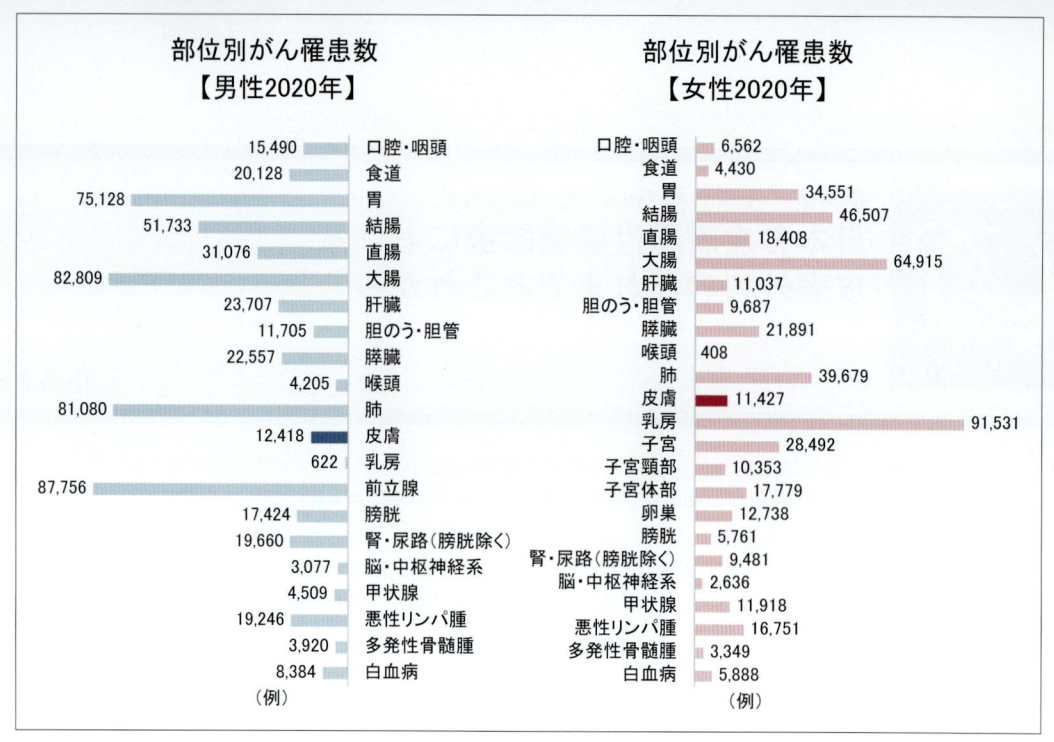

図 1. 部位別がん罹患数（全国がん登録罹患データ）
（国立がん研究センターがん情報サービス（ganjoho.jp）がん種別統計情報「皮膚」より引用）

表 1. がん情報サービスによる皮膚がん統計情報のまとめ

診断される数（2020 年）	23,845 例（男性 12,418 例，女性 11,427 例）
死亡数（2022 年）	1,806 人（男性 893 人，女性 913 人）
5 年相対生存率（2009〜2011 年）	94.5%（男性 94.4%，女性 94.6%）

腫瘍において発症年齢は 70 歳代後半から 80 歳代前半であり[1]，皮膚悪性腫瘍全体として 5 年相対生存率が 94.6% と良好であるものの，現在標準治療とされているものを受けていることができるかと言えば年齢とそれに伴う全身状態の低下，合併症から必ずしもそうではないであろうと考える．

希少がん自体，治療法の確立がなされにくいなかで，根治的であっても姑息的であっても確実に腫瘍量を減することができるのは外科療法である．

ここではまず悪性黒色腫について手術療法の変遷について考えてみる．

Surgery, Surgery, and Surgery

悪性黒色腫の治療はかつてこのように言われていた．現在でこそ，最近 10 年間の薬物治療の進歩と放射線治療の成績の向上は目覚ましいが，かつてはたとえステージⅣの悪性黒色腫であっても可能であれば治療法として手術を選択，または best supportive care とのリスク＆ベネフィットの結果，手術を選択せざるを得なかった時代がある．

「ほくろのガン 悪性黒色種（石原和之著，医薬の門社，1979 年）」は本邦の悪性黒色種に関する最初の成書であると言われている[2]．そこに記載された手術方法はステージⅠ症例に対し surgical margin 5 cm，原則として所属リンパ節郭清を行うというものであった[3]〜[5]．それでもステージⅠ症例の 5 年生存率は 74.6% であった．1970 年代のことである．

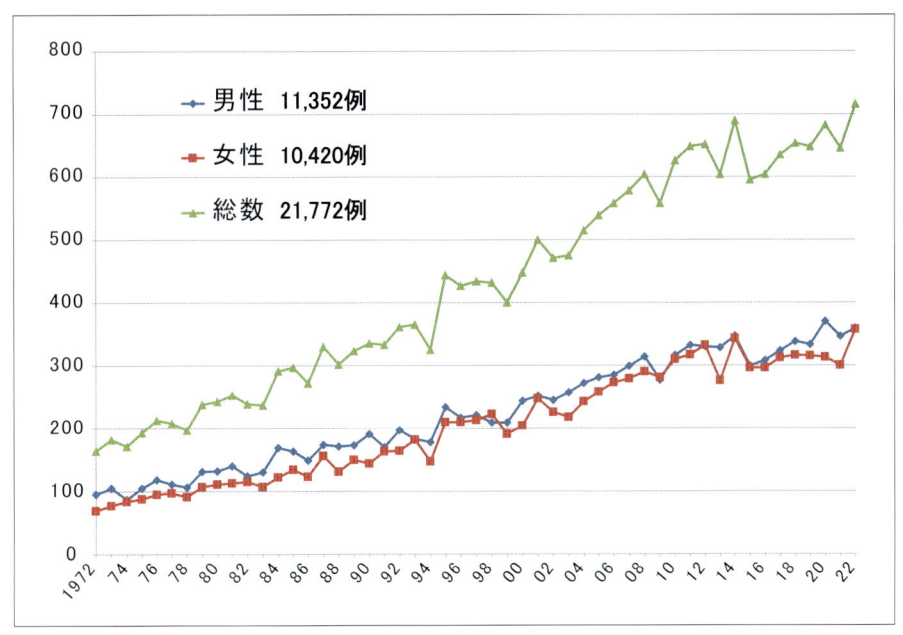

図 2. 本邦における悪性黒色腫の性別死亡数(1972〜2022 年)
(厚生労働省大臣官房統計情報部. 人口動態統計より)

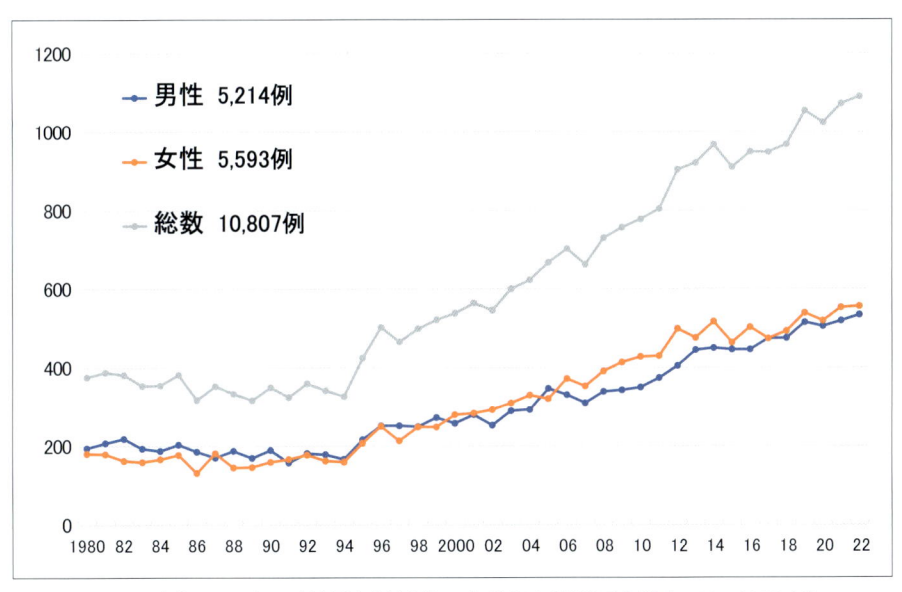

図 3. 本邦における悪性黒色腫以外の皮膚がん性別死亡数(1980〜2022 年)
(政府統計の総合窓口(e-Stat)全国がん登録罹患数・率より)

悪性黒色腫手術の de-escalation の歴史

1. 原発巣の側方 margin と予防的リンパ節郭清について

旧 UICC 分類に従って1997年に出されている悪性黒色腫の病気別治療指針によれば原発巣の切除 margin はステージ I で1〜2 cm, ステージ II で2〜3 cm, ステージ III で 3 cm であり所属リンパ節郭清については原発巣の tumor theickness 3 mm 以上, また原発巣に潰瘍があれば予防的リンパ節

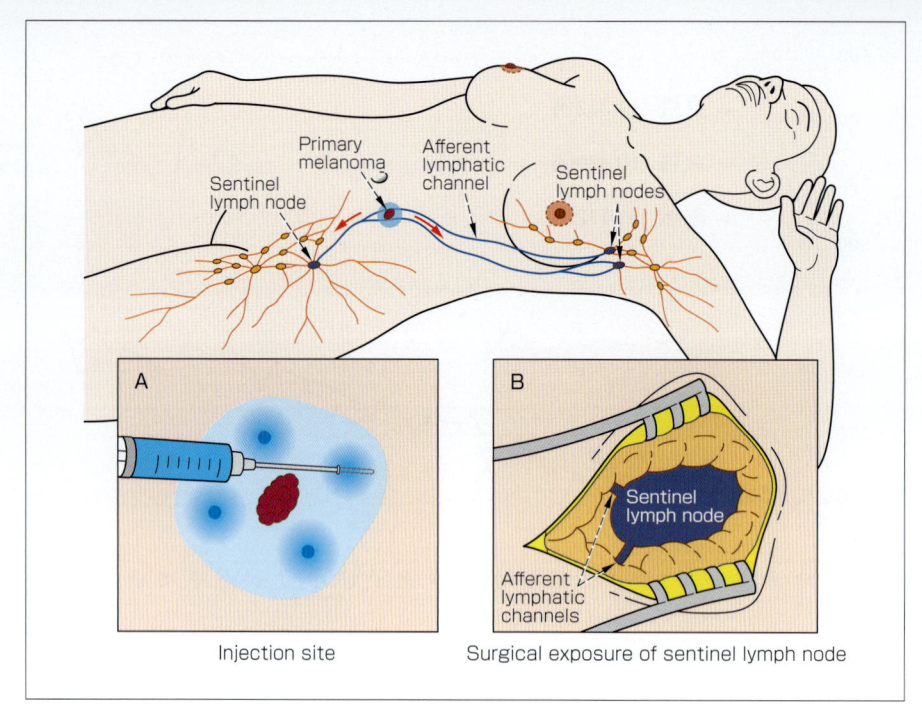

図 4. センチネルリンパ節生検
（Gershenwald JE, et al：*N Engl J Med*, **364**(18)：1738-1745, 2011.をもとに筆者作成）

郭清とされ，センチネルリンパ節生検（**図 4**）は行ってもよいと記載されている[6]．

2002 年に皮膚悪性腫瘍取扱い規約第 1 版が出版された[6]．2002 年の AJCC/UICC の新病期分類に従って原発巣の臨床所見に基づいた悪性黒色腫の手術指針においても tumor thickness が厚い症例では surgical margin は 3 cm 以上であり，このときには側方 margin だけでなく深部 margin についての指針が示されている．要約すると tumor thickness が TNM 分類で pT3 以上の症例では筋膜上ないし筋膜を含めた切除とされている．リンパ節の取り扱いについてはセンチネルリンパ節生検が導入されているものの，ステージⅡA 以上に進行している症例ではまだ予防的リンパ節郭清が勧められている．

悪性黒色腫の側方 margin についての主なランダム化比較試験を**表 2** に示した．このような研究によって切除範囲は徐々に小さくなり，現在の診療ガイドラインでは側方 margin が 2 cm を超えることはない（**表 3**）[7]．

2．所属リンパ節の取り扱い
―特にセンチネルリンパ節生検について―

1980 年代，リンパ節の手術方法について，大規模な data base を用いた retrospective study では肯定的な結論が出るが，prospective ramdomized control study で否定される場合もあり，長期間 controversial な問題として議論が続いていた[8~11]．

1992 年 Morton らは sentinel nod concept の成り立つ腫瘍の代表として悪性黒色種を挙げ，センチネルリンパ節生検（sentinel node biopsy：SNB）という考え方と手技を報告した[12]．

センチネルリンパ節とは原発巣からがん細胞が直接最初に流れ込むリンパ節でこのリンパ節に転移がなければ，その領域のリンパ節には転移はなく所属リンパ節には転移はなく，所属リンパ節郭清を行う必要はないという考え方である．

センチネルリンパ節生検の有用性を検討する重要な臨床試験試験が 2 つ行われた．

表 2. 側方マージンに関するランダム化比較試験

報告年	報告者	患者数	腫瘍の厚さ (mm)	側方マージン (cm)	局所再発発生頻度	無病生存期間	全生存期間	ALM患者数
1998	Cascinelli et al.	612	0.8〜2.0	1 vs 3	有意差なし*	有意差なし	有意差なし	記載なし
2000	Cohn−Cedermark et al.	989	<2	2 vs 5	有意差なし	有意差なし	有意差なし	記載なし
2001	Balch et al.	468	1〜4	2 vs 4	有意差なし	有意差なし	有意差なし	記載なし
2003	Khayat et al.	326	≤2	2 vs 5	有意差なし	有意差なし	有意差なし	0
2011	Gillgren et al.	936	>2	2 vs 4	有意差なし	有意差なし	有意差なし	2
2004 2016	Thomas et al. Hayes et al.	900	>2	1 vs 3	有意差あり**	有意差なし	有意差なし***	0

ALM：末端黒子型メラノーマ
*4 例の局所再発例はいずれも腫瘍の厚さ 1〜2 mm の症例で側方マージン 1 cm 群であった.
**局所再発, in transit 転移, 所属リンパ節転移を含む locoregional recurrence は側方マージン 1 cm 群で有意に高かった.
***melanoma−specific survival は側方マージン 1 cm 群で有意に低かった.

表 3. 本邦ガイドライン, NCCN ガイドラインにおける原発巣の推奨側方マージン

TT	側方マージン (本邦ガイドライン)	側方マージン (NCCN ガイドライン)
In situ	0.3〜0.5 cm	0.5〜1 cm
≤1.0 mm	1 cm	1 cm
1.01〜2 mm	1〜2 cm	1〜2 cm
2.01〜4 mm	2 cm	2 cm
>4 mm	2 cm	2 cm

TT：腫瘍の厚さ

a）Multicenter Selective Lymphadenectomy Trial（MSLT）-1[13]

腫瘍の厚さが1.2〜3.5 mmあるいは3.5 mmを超えて臨床的に転移のない症例に対してセンチネルリンパ節生検を行い,転移が認められた場合に即時リンパ節郭清を行う群と,センチネルリンパ節生検を行わずに経過を観察し,臨床的に転移が明らかになった時点で郭清を行う群を比較した. センチネルリンパ節生検群と経過観察群の間に 10 年疾患特異的生存率の差は確認できなかった（図5）が, 本試験でセンチネルリンパ節における転移の有無は重要な予後因子であることが確認された.

b）MSLT-Ⅱ[14]

次にセンチネルリンパ節転移陽性患者に対する即時根治的リンパ節郭清の有用性について行われた国際共同試験が MSLT-Ⅱ である. この試験では標準的な病理学的検討または複数マーカーを用いた分子学的検討によりセンチネルリンパ節転移が確認された患者を, 完全リンパ節郭清を即時に行う群（郭清群）と超音波検査によりリンパ節を観察する群（経過観察群）に無作為に割り付けた. 主要評価項目は悪性黒色腫特異的生存とした.

Intention-to-treat 解析でデータを評価し得た 1,934 例, per-protocol 解析の対象とした 1,755 例において, 即時根治的リンパ節郭清は悪性黒色腫特異的生存期間の延長に関連しなかった. センチネルリンパ節転移陽性の患者において, 根治的リンパ節郭清を即時に行うことにより所属リンパ節の病勢コントロール率は上昇し, 予後情報が得られたが, 悪性黒色腫特異的生存期間は延長しなかったというのが結論である（図6）.

センチネルリンパ節生検の普及によって手術の個別化, 低侵襲化が進んだが, 手術手技によって生命予後の改善が得られるということはなかった. 現在は悪性黒色腫の術後補助療法が複数開発されステージⅡBからⅣ症例の無再発生存期間の

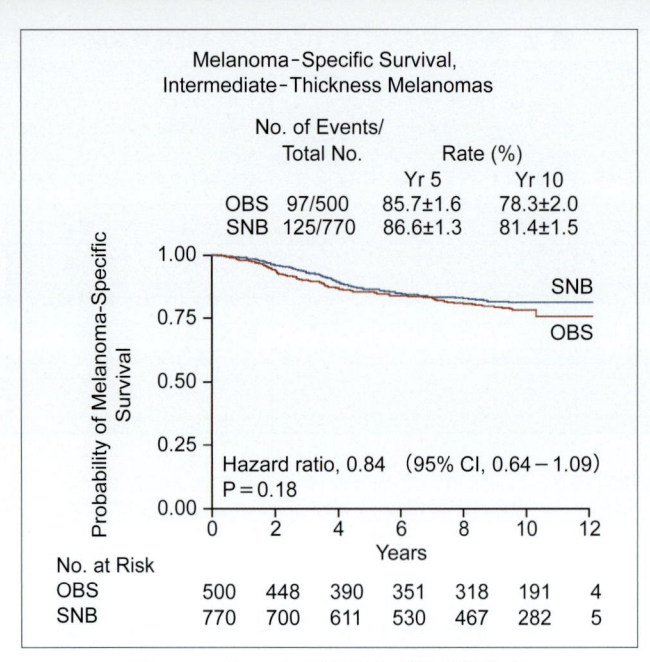

図 5. MSLT-I 悪性黒色腫特異的生存

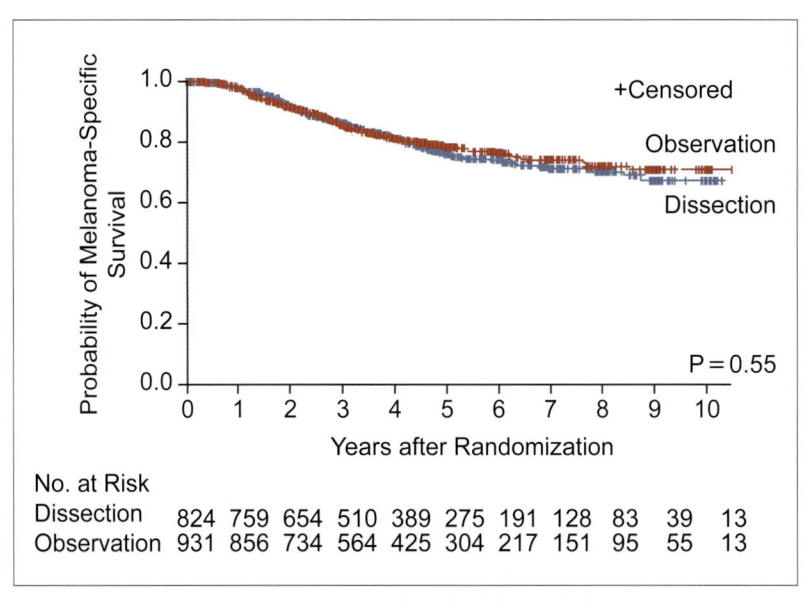

図 6. MSLT-II 悪性黒色腫特異的生存

延長が証明されているため,今後さらにセンチネルリンパ節生検の役割が変わる可能性が考えられる.

外科治療開発のための JCOG 試験について

1. JCOG : Japan Clinical Oncology Group（日本臨床腫瘍研究グループ）とは

JCOG は,国立がん研究センター研究開発費,日本医療研究開発機構研究費を主体とする公的研究費によって助成される研究班のうち,JCOG ポリシーに従って国立がん研究センター中央病院臨床研究支援部門による研究の直接支援を受ける研究班からなる多施設共同臨床研究グループである.JCOG はがん患者の治癒率の向上を目指して発足し有効な治療法を開発し,適正な臨床試験に

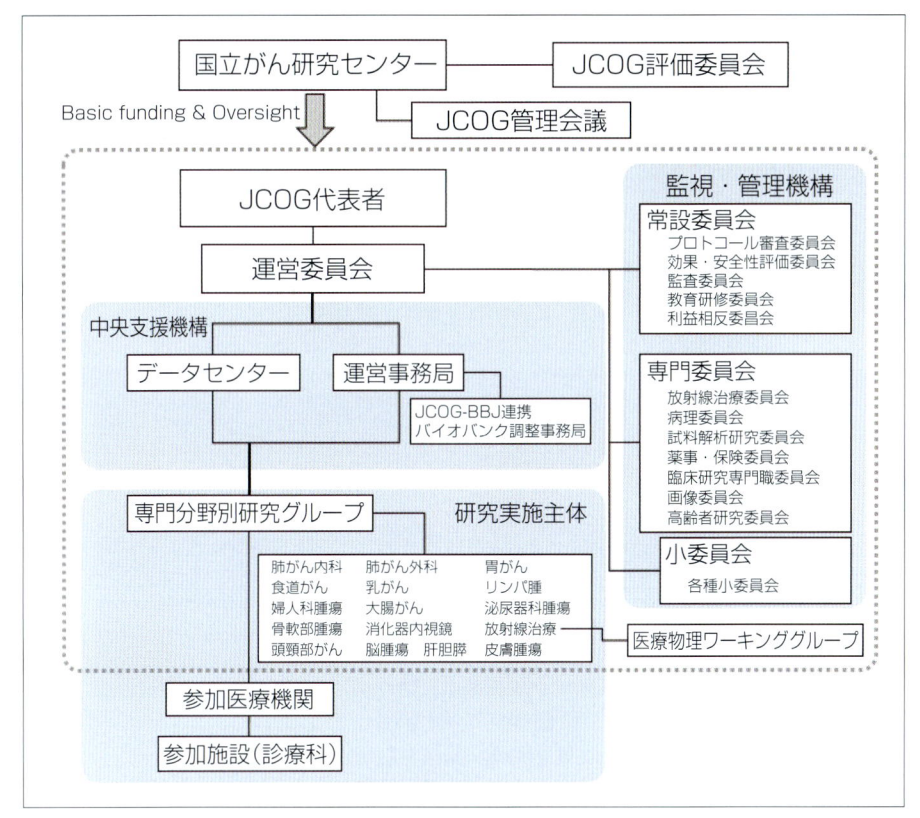

図 7. 日本臨床腫瘍研究グループ（JCOG）組織図
（日本臨床腫瘍研究グループ（JCOG）HP より（https://jcog.jp/profile/organization/）．2024/12/19 閲覧．）

よる評価を行うことにより標準治療（科学的根拠に基づいて第 1 に選択される最善の治療）の確立を目的として研究活動を行っており治癒率の向上とともに治療の質の向上をはかることを目標としている．米国の SWOG，NRG，ECOG-ACRIN，欧州の EORTC など世界中の名だたる臨床研究グループと肩を並べる実績を誇っており，これらに比べて外科治療の開発の割合が大きいことが特徴である．

　2012 年には JCOG 腫瘍グループの最も新しいグループとして皮膚腫瘍グループが発足し，以後複数の臨床試験が行われている（図 7）．

2．JCOG1602：爪部悪性黒色腫に対する指趾骨温存切除の非ランダム化検証的試験（J-NAIL）

　爪部悪性黒色腫の標準治療は指趾の切断（離断）である（図 8）．JCOG1602 では遠隔転移，切除不

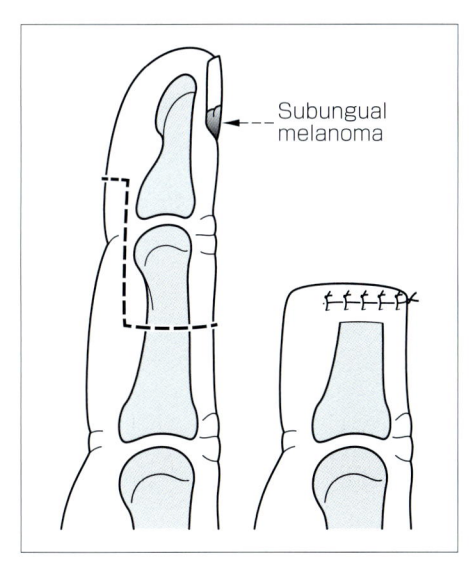

図 8. 爪部悪性黒色腫の手術
（Balch CM, et al：Cutaneous Melanoma 2nd Edition. 1992.をもとに筆者作成）

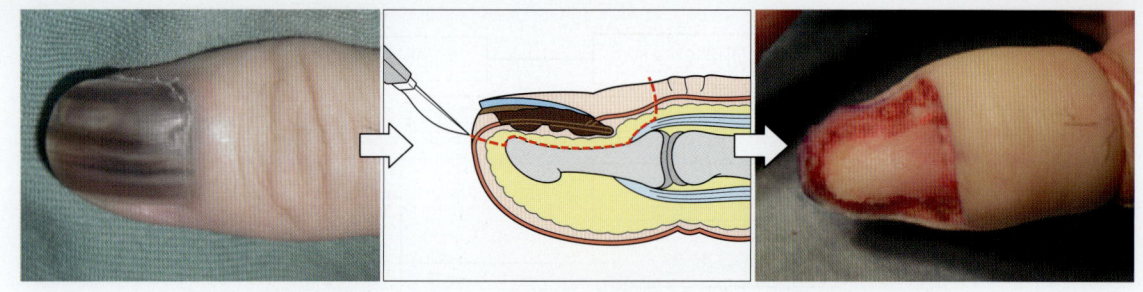

図 9. JCOG1602 指趾温存手術

（Tanaka K, et al：*BMC Cancetr*, 19：1002, 2019.より引用）

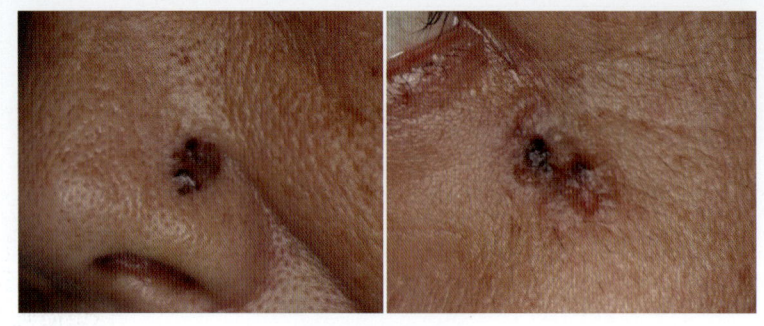

a｜b

図 10. JCOG2005
a：境界明瞭な基底細胞がん
b：境界不明瞭な基底細胞がん

能な所属リンパ節転移および指趾骨浸潤がない爪部悪性黒色腫で病変が指趾全周の 80％ 未満にとどまる症例を対象に指趾骨を温存する治療を開発中である（**図9**）．この臨床試験の primary endpoint は無再発生存期間である[15]．

3．悪性黒色腫の深部 margin について

小泉らは，JCOG 皮膚腫瘍グループ参加 33 施設を中心とした全国 43 施設から集積した切除可能ステージ I〜III の足底の末端黒子型黒色腫 479 例を対象とした後方視的研究において，深部切除レイヤーの多寡は生存期間に統計学的影響を与えないことを報告した[16]．

悪性黒色腫以外の皮膚悪性腫瘍手術の de-escalation と escalation

1．基底細胞がんの切除 margin の縮小

基底細胞がんは皮膚悪性腫瘍のなかで最も発生頻度の高いものであるが，局所破壊性は強いものの 99％ 以上転移しないという特徴を持つ．つま

り，原発巣を完全切除できれば治癒させることができるがんである．側方の surgical margin は通常は 5 mm 程度，ハイリスク群で 5〜10 mm である[17]．ただし基底細胞がんの臨床像には人種差があり，白人の場合 80％ 以上が無色素性であるのに対し，日本人では逆に褐色から黒色の色素性のものが 80％ 以上を占める．色素性の基底細胞がんは腫瘍の辺縁が明瞭であることが多く，切除範囲を縮小できる可能性が高いと考えられる．JCOG2005 試験では境界の明瞭なもので側方 margin を 2 mm，境界不明瞭なものでも側方 margin を 3 mm とし手術の低侵襲化を目指した臨床試験が進行中である（**図10**）．Primary endpoint は 5 年間での局所再発割合，secondary endpoint は切除断端陽性割合である[18]．

2．乳房外パジェット病

a）原発巣の切除範囲

乳房外パジェット病はアポクリン腺由来の皮膚の腺がんの 1 つと考えられている．高齢者の外陰

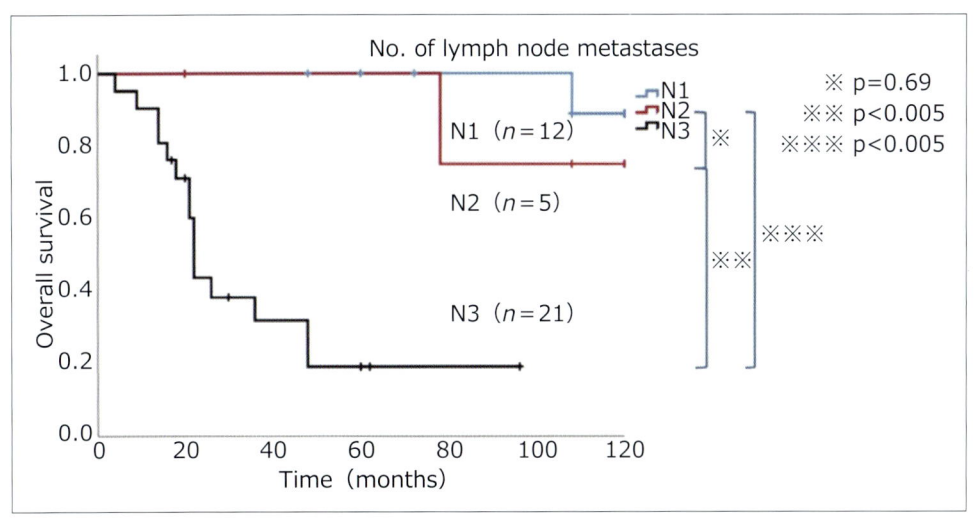

図 11. 乳房外パジェット病のリンパ節転移数と予後
N1：リンパ節転移 1 個
N2：リンパ節転移 2 個
N3：リンパ節転移 3 個以上

部，肛門周囲に発生することが多く，典型例では長期間にわたり非常に緩徐に表皮内進展する．臨床像は炎症や感染症を思わせるものであるため，診断がつかなければさすがに腫瘍内に硬結や腫瘤を形成するようになる．こうなると浸潤がんであり一旦リンパ行性転移を生じると非常に予後が悪い（図 11)[19]．したがってまずは原発巣の早期発見，早期治療が非常に重要である．乳房外パジェット病は境界の不明瞭な腫瘍であり側方の切除 margin は，2002 年の皮膚悪性腫瘍取扱い規約第 1 版の乳房外パジェット病の病期別治療指針では皮膚側の surgical margin は 3 cm，粘膜側では 1 cm であったが現在のガイドラインでは皮膚側の surgical margin は 1 cm と縮小されている[7]．適切な切除範囲決定のためしばしば術前に mapping biopsy が行われる

b）リンパ節の取り扱い

乳房外パジェット病は希少がんであり，また表皮内進展の時期が長いため，リンパ節転移例は決して多くないが，転移の形式としてはほぼ 100% リンパ行性転移から始まる．現在のガイドラインでは，「CQ：画像上，臨床上所属リンパ節腫脹が

ない症例に対してセンチネルリンパ節生検を実施すべきか」に対し弱く推奨するとされている[7]．

本来 Morton らの提唱した SNB の考え方は悪性黒色腫における無用の予防的リンパ節郭清による浮腫などの術後障害を避け手術の個別化，低侵襲化を進めるものであった．当時悪性黒色腫に続いて良い適応となったのは乳がんであり，乳がんでも手術の縮小が実現している．

この点で乳房外パジェット病ではセンチネルリンパ節生検を導入することによってむしろ積極的に術式を増やしていることになる．つまり予後の改善を目的として以前よりも所属リンパ節領域に侵襲を加えることになっており本来の低侵襲化という目的から逆行しているのであるが，これは sentinel node concept に基づき sentinel node navigation surgery を導入した手術の escalation と言えるのではないだろうか．

おわりに

皮膚悪性腫瘍の手術方法の変遷においては拡大手術によって予後の改善が実現したといえるものはなく，手術を縮小しても予後は変わらないとい

うこと，つまりde-escalationを繰り返しながら進歩してきたと言えるのではないかと思う．一方，本文中では触れなかったが，大きさ2cm以上の有棘細胞がんにおけるセンチネルリンパ節生検の導入も乳房外パジェット病における考え方と同様であり手術のescalationの1つではないだろうか．薬物治療の選択肢の非常に少ない腫瘍においては，治療法はいまだに原則"Surgery, Surgery, and Surgery"である．これは現在のがん診療全体から考えれば非常にユニークな治療方針である．いずれにしても，今後，皮膚悪性腫瘍の外科治療に関して，どのような治療法であっても新規開発にあたっては科学的根拠を持った適切な方法の導入が不可欠であり，他領域のがん治療と同様にその研究基盤や研究体制のさらなる充実が必要である．

文　献

1) Ogata D, et al：Epidemiology of skin cancer based on Japan's National Cancer Registry 2016-2017. *Cancer Science*, **114**：2986-2992, 2023.
2) 石原和之：ほくろのがん 悪性黒色腫. 医薬の門社，pp. 40-41, 1979.
3) Norris W, et al：Eight cases of melanosis with pathological and therapeutical remarks on that disease. London, Lowerman, Brown, Green London & Roberts, 1857.
4) Handley WS, et al：The Pathology of Melanotic Growths in Relation to Their Operative Treatment. *The Lancet*, **1**：927-933, 996-1003, 1970.
5) Wong CK：A Study of Melanocytes in the Normal Skin Surrounding Malignant Melanoma. *Dermatologica*, **141**(3)：215-225, 1970.
6) 日本皮膚悪性腫瘍学会編：皮膚悪性腫瘍取扱い規約第1版，金原出版，pp. 22-23, 2002.
7) 中村泰大ほか：皮膚悪性黒色腫診療ガイドライン第3版(日本皮膚科学会編). 2019.
8) Coates AS, et al：Elective lymph node dissection in patients with primary melanoma of the trunk and limbs treated at the Sydney Melanoma Unit from 1960 to 1991. *J Am Coll Surg*, **180**：402-409, 1995.
9) Veronesi U, et al：Inefficacy of immediate node dissectionin stage I melanoma of the limbs. *N Eng J Med*, **297**：627-630, 1977.
10) Reintgen DS, et al：Efficasy of elective lymph node dissection in patients with intermediate thickness primary melanoma. *Ann Surg*, **198**：379-385, 1983.
11) Balch CM, et al：The role of elective lymph node dissection in melanoma.：Rationale, results, and controversies. *J clin Oncol*, **6**：163-172, 1988.
12) Morton DL, et al：Technical details of intraoperative lymphatic mapping for early stage melanoma. *Ann Surg*, **216**(4)：463-482, 1992.
13) Morton DL, et al：Final trial report of sentinel-node biopsy versus nodal observation in melanoma. *N Engl J Med*, **370**(7)：599-609, 2014.
14) Faries MB, et al：Completion Dissection or Observation for Sentinel-Node Metastasis in Melanoma. *N Engl J Med*, **376**(23)：2211-2222, 2017.
15) Tanaka K, et al：Confirmatory trial of non-amputative digit preservation surgery for subungual melanoma：Japan Clinical Oncology Group study (JCOG1602, J-NAIL study protocol). *BMC Cancer*, **19**(1)：1002, 2019.
16) Koizumi S, et al：Prognostic impact of the surgical deep margin distance of invasive acral melanoma of the sole：A multi-institutional retrospective study. 20th EADO Congress, 2024.
17) 帆足俊彦ほか：皮膚悪性腫瘍診療ガイドライン第3版 基底細胞癌診療ガイドライン2021(日本皮膚科学会編). 2021.
18) Kamimura A, et al：Concordance in judgment of clinical borders of basal cell carcinomas in Japanese patients：A preliminary study of JCOG2005 (J-BASE-MARGIN). *J Dermatol*, **49**(9)：837-844, 2022.
19) Tsutsui K, et al：Outcomes of lymph node dissection in the treatment of extramammary Paget's disease：A single-institution study. *J Dermatol*, **47**(5)：512-517, 2020.

FAX 専用注文用紙 5,000 円以上代金引換 （皮 '24.12）

<table>
<tr><td colspan="2">

Derma 年間定期購読申し込み（送料弊社負担）
□ 2025 年 1 月〜12 月（定価 43,560 円）　□ 2024 年＿月〜12 月
</td></tr>
</table>

□ Derma バックナンバー申し込み（号数と冊数をご記入ください）
　No.　　／　　　冊　　No.　　／　　　冊　　No.　　／　　　冊

Monthly Book Derma. 創刊 20 周年記念書籍
□ そこが知りたい 達人が伝授する日常皮膚診療の極意と裏ワザ（定価 13,200 円）　　冊

Monthly Book Derma. No. 353（'24.10 月増大号）
□ 皮膚科アンチエイジング外来（定価 5,610 円）　　冊

Monthly Book Derma. No. 348（'24.6 月増刊号）
□ 達人が教える！ "あと一歩" をスッキリ治す皮膚科診療テクニック（定価 6,490 円）　　冊

Monthly Book Derma. No. 340（'23.10 月増大号）
□ 切らずに勝負！皮膚科医のための美容皮膚診療（定価 5,610 円）　　冊

Monthly Book Derma. No. 336（'23.7 月増刊号）
□ 知っておくべき皮膚科キードラッグのピットフォール（定価 6,490 円）　　冊

PEPARS 年間定期購読申し込み（送料弊社負担）
□ 2025 年 1 月〜12 月（定価 42,020 円）　□ 2024 年＿月〜12 月

□ PEPARS バックナンバー申し込み（号数と冊数をご記入ください）
　No.　　／　　　冊　　No.　　／　　　冊　　No.　　／　　　冊

□ こどもの足を知る・診る・守る！（定価 5,720 円）　　冊

□ ゼロからはじめる Non-Surgical 美容医療（定価 5,940 円）　　冊

□ カスタマイズ治療で読み解く美容皮膚診療（定価 10,450 円）　　冊

□ 足の総合病院・下北沢病院がおくる！ポケット判 主訴から引く足のプライマリケアマニュアル（定価 6,380 円）　　冊

□ 目もとの上手なエイジング（定価 2,750 円）　　冊

□ カラーアトラス 爪の診療実践ガイド 改訂第 2 版（定価 7,920 円）　　冊

□ イチからはじめる美容医療機器の理論と実践 改訂第 2 版（定価 7,150 円）　　冊

□ 臨床実習で役立つ 形成外科診療・救急外科処置ビギナーズマニュアル（定価 7,150 円）　　冊

□ 足爪治療マスター BOOK（定価 6,600 円）　　冊

□ 図解 こどものあざとできもの―診断力を身につける―　　冊

□ 美容外科手術―合併症と対策―（定価 22,000 円）　　冊

□ 足育学 外来でみるフットケア・フットヘルスウェア（定価 7,700 円）　　冊

□ 実践アトラス 美容外科注入治療 改訂第 2 版（定価 9,900 円）　　冊

□ Non-Surgical 美容医療超実践講座（定価 15,400 円）　　冊

□ スキルアップ！ニキビ治療実践マニュアル（定価 5,720 円）　　冊

その他（雑誌名/号数，書名と冊数をご記入ください）
□

お名前	フリガナ		診療科
		要捺印	
ご送付先	〒　　　―		

TEL：　　　（　　　）　　　　　FAX：　　　（　　　）

FAX 03-5689-8030 全日本病院出版会行

年　月　日

住　所　変　更　届　け

お　名　前	フリガナ	
お客様番号		毎回お送りしています封筒のお名前の右上に印字されております8ケタの番号をご記入下さい。
新お届け先	〒　　　　　　都　道 　　　　　　府　県	
新電話番号	（　　　　　）	
変更日付	年　　月　　日より	月号より
旧お届け先	〒	

※ 年間購読を注文されております雑誌・書籍名に✓を付けて下さい。

☐ Monthly Book Orthopaedics （月刊誌）

☐ Monthly Book Derma. （月刊誌）

☐ Monthly Book Medical Rehabilitation （月刊誌）

☐ Monthly Book ENTONI （月刊誌）

☐ PEPARS （月刊誌）

☐ Monthly Book OCULISTA （月刊誌）

FAX 03-5689-8030

全日本病院出版会行

バックナンバー一覧

2025年1月現在

Monthly Book
Derma.
デルマ

2025年度　年間購読料　43,560円
通常号：定価2,860円（本体2,600円＋税）×11冊
増大号：定価5,610円（本体5,100円＋税）×1冊
増刊号：定価6,490円（本体5,900円＋税）×1冊

2022年

No. 317 母斑・母斑症の診療update―基礎から実践まで―　編／金田眞理
No. 318 ここまでできる！最新オフィスダーマトロジー　編／野村有子
No. 319 実践！皮膚疾患への光線療法―総集編―　編／山﨑文和
No. 320 エキスパートへの近道！間違えやすい皮膚疾患の見極め　定価7,700円（本体7,000円＋税）　編／出光俊郎　増刊
No. 321 イチからはじめる美容皮膚科マニュアル　編／古村南夫
No. 322 コロナ禍の皮膚科日常診療　編／高山かおる
No. 323 私はこうする！痒疹・皮膚瘙痒症の診療術　編／片桐一元
No. 324 好中球が関わる皮膚疾患update　編／葉山惟大
No. 325 まずはここから！皮膚科における抗菌薬の正しい使い方　編／山﨑　修
No. 326 これ1冊！皮膚科領域における膠原病診療の極意　編／茂木精一郎
No. 327 アトピー性皮膚炎診療の最前線―新規治療をどう取り入れ，既存治療を使いこなすか―　定価5,500円（本体5,000円＋税）　編／本田哲也　増大
No. 328 レーザー治療の専門医に聞く！皮膚科レーザー治療―基本手技と実臨床でのコツ―　編／長濱通子
No. 329 これで慌てない外傷患者治療マニュアル―熱傷・凍瘡から動物咬傷まで―　編／岩田洋平

2023年

No. 330 色素異常症診療のポイント　編／鈴木民夫
No. 331 皮膚科領域でのビッグデータの活用法　編／山﨑研志
No. 332 食物アレルギー診療―開業医の立場での展開―　編／原田　晋
No. 333 ここまでわかった！好酸球と皮膚疾患　編／野村尚史
No. 334 こどもの皮膚疾患検査マニュアル　編／吉田和恵
No. 335 多汗症・無汗症診療マニュアル　編／大嶋雄一郎
No. 336 知っておくべき皮膚科キードラッグのピットフォール　定価6,490円（本体5,900円＋税）　編／玉木　毅　増刊
No. 337 痒みのサイエンス　編／石氏陽三
No. 338 ステロイドを極める！外用・内服・点滴療法―どう処方する？使えないときはどうする!?―　編／山本俊幸
No. 339 目・鼻周りの皮膚疾患を上手に治療する　編／山口由衣
No. 340 切らずに勝負！皮膚科医のための美容皮膚診療　定価5,610円（本体5,100円＋税）　編／船坂陽子　増大
No. 341 皮膚科医のための性感染症入門　編／原田和俊
No. 342 いまさら聞けない！ウイルス感染症診療マニュアル　編／清水　晶

2024年

No. 343 基礎から学ぶ！皮膚腫瘍病理診断　編／山元　修
No. 344 皮膚科らしい傷の治しかた　編／浅井　純
No. 345 基本のキ！紅斑の診かた・治しかた　編／藤本徳毅
No. 346 知っておきたい！皮膚の保険診療　編／福田知雄
No. 347 今こそ極める蕁麻疹　編／田中暁生
No. 348 達人が教える！“あと一歩”をスッキリ治す皮膚科診療テクニック　定価6,490円（本体5,900円＋税）　編／中原剛士　増刊
No. 349 酒皶パーフェクトガイド　編／菊地克子
No. 350 皮疹が伝えるメッセージ　編／加藤裕史
No. 351 皮膚科医も知っておきたいワクチン　編／渡辺大輔
No. 352 まるわかり！爪疾患　編／高山かおる
No. 353 皮膚科アンチエイジング外来　定価5,610円（本体5,100円＋税）　編／森脇真一　増大
No. 354 あしの病気 私はこうしている　編／中西健史
No. 355 Update 今の薬疹を知る　編／濱　菜摘

2025年

No. 356 保存版！皮膚科1人医長マニュアル　編／西田絵美

※各号定価：2022年：本体2,500円＋税（増刊・増大号は除く）
2023年～：本体2,600円＋税（増刊・増大号は除く）
※その他のバックナンバーにつきましては，弊社ホームページ（https://www.zenniti.com）をご覧ください．

皮膚診療どうする⁉こうする⁉ ─困ったときの次の一手─

編集企画／和歌山県立医科大学教授　　神人　正寿

編集主幹：大山　　学　杏林大学教授	**No. 357**　**編集企画**：
佐伯秀久　日本医科大学教授	藤本徳毅　滋賀医科大学教授

Monthly Book Derma．　No. 357

2025 年 2 月 15 日発行（毎月 15 日発行）
定価は表紙に表示してあります．
Printed in Japan

発行者　　末　定　広　光
発行所　　株式会社　**全日本病院出版会**
〒 113-0033　東京都文京区本郷 3 丁目 16 番 4 号 7 階
　　　　　電話　(03)5689-5989　Fax　(03)5689-8030
　　　　　郵便振替口座 00160-9-58753
印刷・製本　三報社印刷株式会社　　　電話　(03)3637-0005
広告取扱店　㈱メディカルブレーン　電話　(03)3814-5980

© ZEN・NIHONBYOIN・SHUPPANKAI, 2025